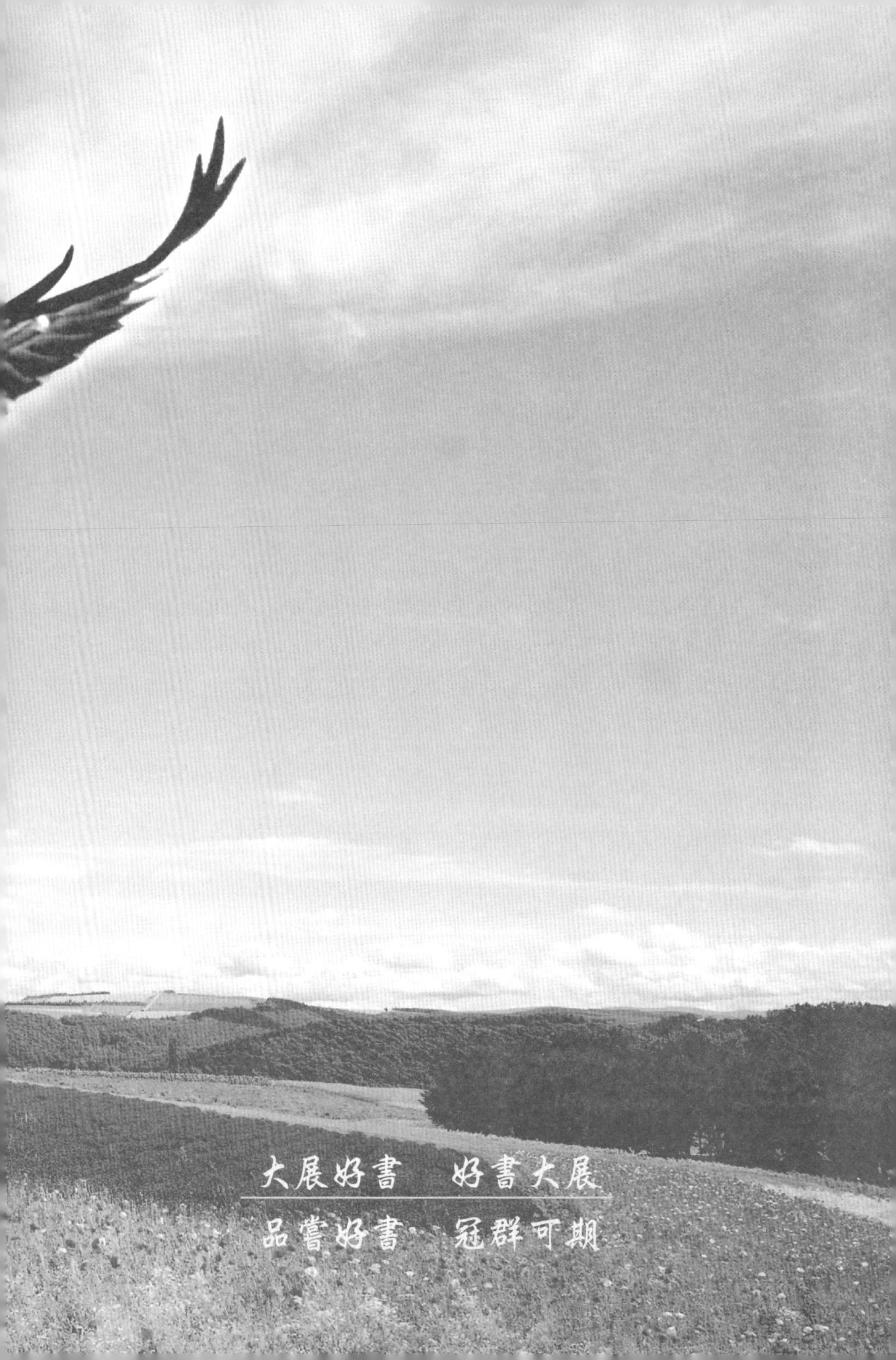
大展好書　好書大展
品嘗好書　冠群可期

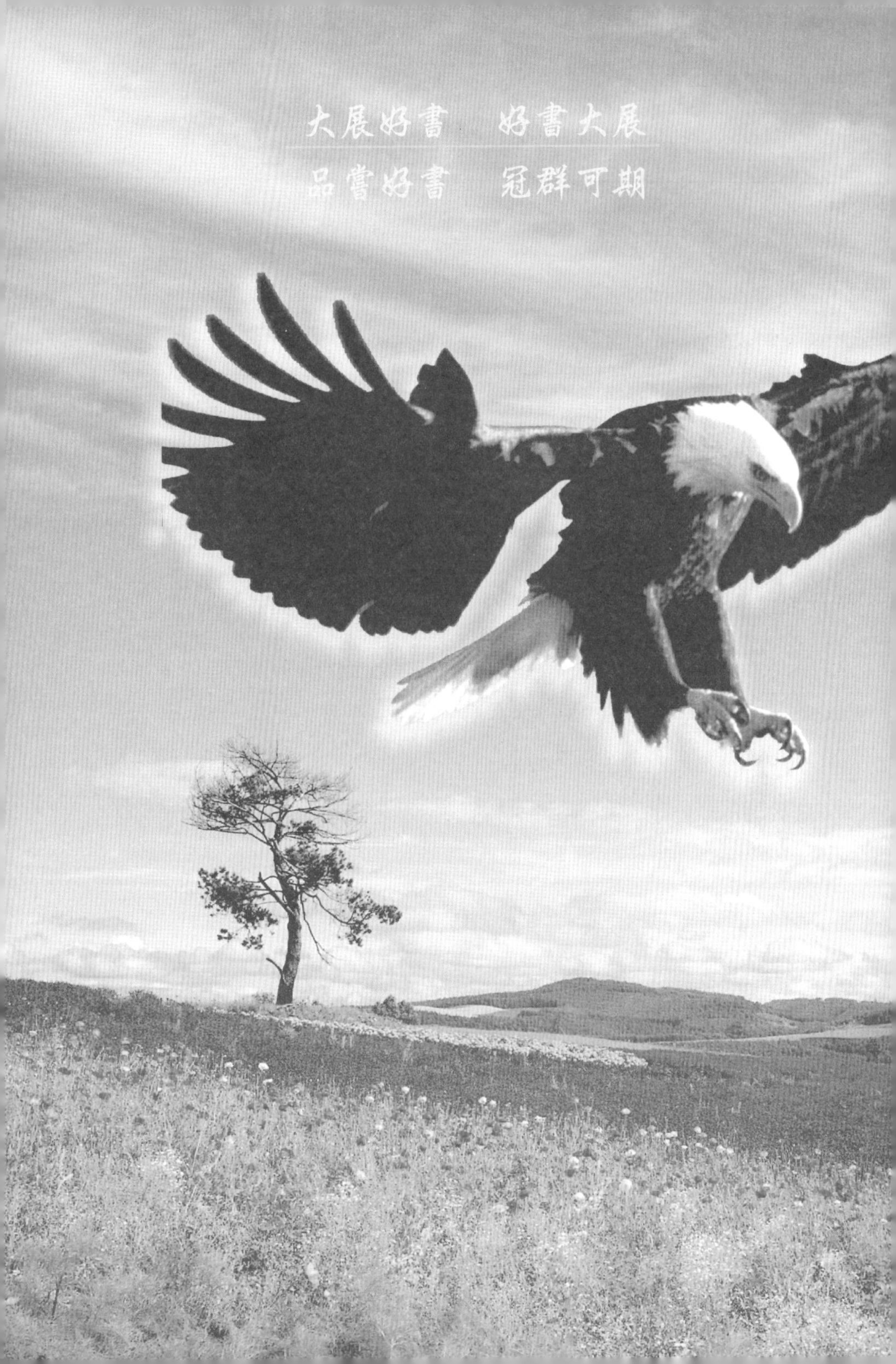
大展好書　好書大展
品嘗好書　冠群可期

壽世養生 ㉘

仙道察氣 預知未來

李芳黛 編譯
陸　明 整理

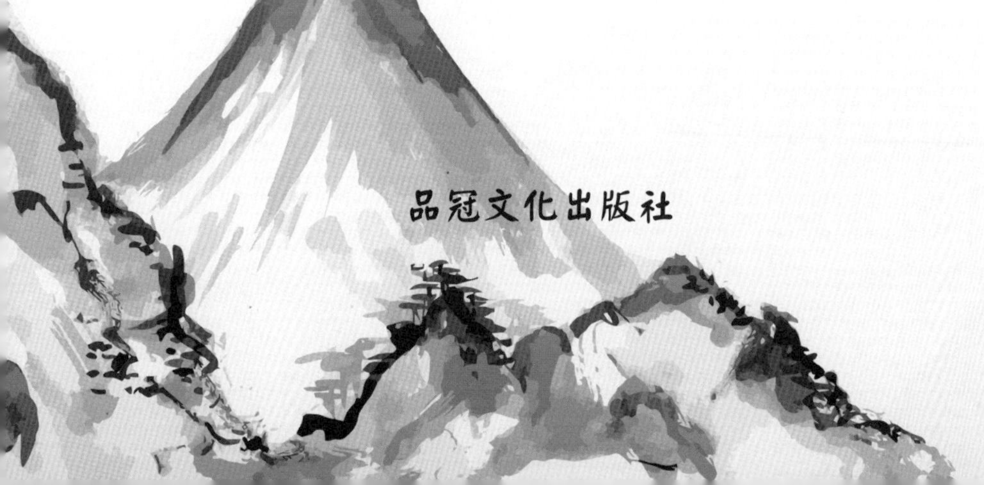

品冠文化出版社

序　言

「到底什麼是『氣』？」由於「氣」是眼睛看不見，而又無法觸摸的，任何人都會產生類似的疑問。

「氣」是萬物泉源，天地之造物者，是與生命現象密切結合的一種能量，可以導引出人類本來具有的能力，而且具有代替電能或原子能的可能性，要使氣能夠在我們的身邊有貢獻，就必須加深對具有無限可能性的「氣」的理解。

人類可以藉由意識控制「氣」，表示「氣」也有接受人類意識的心存在。所以研究者之間稱為「具有意識的能量」「依意識控制的能力」「擁有心的物質」。而複雜的說法是，「有處理資訊能力的能量（物質）」。

「氣」存在於自然中，一切有形或無形的東西，都能發出氣，只要自己加以靈巧配合和使用，生活自然能過得很愉快。

眾所周知，練習氣功能夠培養各種特殊能力，也稱為特異功能，更有人能夠藉由這種能力預知未來。

本書的目的在於從各種角度介紹「察氣法」的全貌，同時配合發生的實例做詳細說明。

內容分「利用氣預知未來的神秘術」「基本察氣法」「預知未來的徵兆解讀法」「成功預知未來」「仙道預知學的命運轉換法」五大章，具體又簡單的說明仙道世界如何巧妙用「氣」來預知未來。

衷心地冀望讀者能努力修練不懈，領悟「氣」的奧妙精髓，漸漸進入「氣」的最高階段。

目錄

目　錄

第一章

利用氣預知未來的神秘術

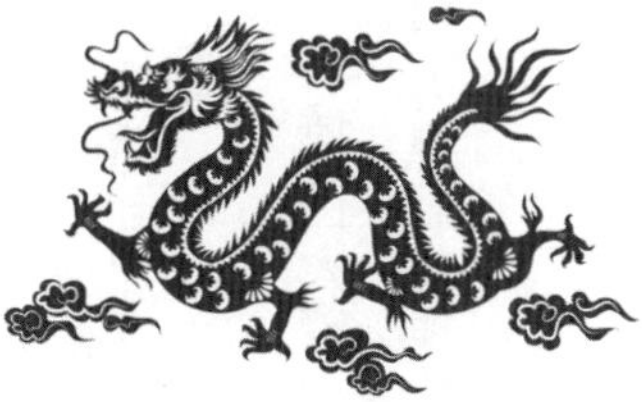

利用氣的感覺預知未來的氣功專家

「氣」起源於中國，是大家都知道的。電視在介紹中國的時候，必然介紹早上公園內一群人在練太極拳的景象，以及許多優秀氣功師進行疾病治療，得到了近乎奇蹟的結果。

對中國人而言，「氣」所產生的許多現象都屬於理所當然，不值得大驚小怪。也不認為有以科學的角度研究「氣」的必要。就好比沐浴在電力恩惠的現代人，不會一一的對「電是什麼」抱持疑問，以理所當然的想法使用電力。

眾所周知，練習氣功能夠培養各種特殊能力，也稱為特異功能，更有人能夠藉由這種能力預知未來。

特異功能就像是人類與生俱來的生物本能，全身會出現抑制的衝動，在無意識當中採取避免危險的行動。以下分享幾個例子。

預知交通事故，避開危險的氣功專家的實例。

山東輕工業學院的王老師，學習慧明氣功的時間不長，功力卻已經到達專家級的程度。

某個夏日，王老師從濟南鋼鐵廠，搭乘巴士前往濟南市。車上乘客不多，前半部都是空位，於是他便往前方移動。

坐定後不久，一種難以言喻的感覺湧上心頭，一開始極力壓抑，但最終控制不住體內翻騰的波濤，他突然無意識地站起來，轉身衝向車輛最後一排座位，雙手緊拉握桿。

一瞬間，耳邊傳來巨大聲響，一輛卡車迎面撞擊而來，猛烈的撞擊力道使得公車駕駛從前方擋風玻璃彈飛出去。

所幸王老師緊緊抓住握桿，而毫髮無傷。看著前方原來坐的位置，如果前一秒鐘沒有往後方移動，必定也和駕駛一樣，從擋風玻璃彈飛出去，不禁心頭一陣寒慄……。

王老師練習氣功所培養出「氣」的感覺，拯救了自己的性命。

動物在感覺危險的時候，會採取與平常不同的行動，以海鷗為例，平日飛翔於大海上，當暴風雨前夕，牠們就只在陸地附近盤旋，經驗豐富的漁民觀察到此現象，便知海上暴風雨將至，必趕緊收網回航。

鱈魚在暴風雨前會一個勁兒的吞食砂粒，有經驗的漁民捕獲鱈魚時，會剖開魚肚檢查，如果發現大量砂粒，就立刻採取避難措施。

每當大地震發生前夕，動物們會出現各種奇妙的行動，這些行動是生物與生俱來的本能反應。對「氣」的感覺敏銳的人，也具備這種能力。

說是與生俱來的本能，很容易招致誤解，以為是動物天生具備的單純的能力，事實上，透過氣功發現的能力並非只是單純的能力，因為人類擁有和動物不同的思考力與社會性，所以這種能力也比動物的本能更高深。

※　　※　　※

中國有一位十五歲的少年程圓清，在父親的帶領下開始練習氣功，進入氣功班才三、四個月，便開始出現奇妙的體驗。

時值七月，程姓少年正在練習氣功的時候，腦海中突然浮現兒時光景與誕生瞬間的情景，因為已經進入氣功狀態（也可以稱為冥想狀態），所以就將意識集

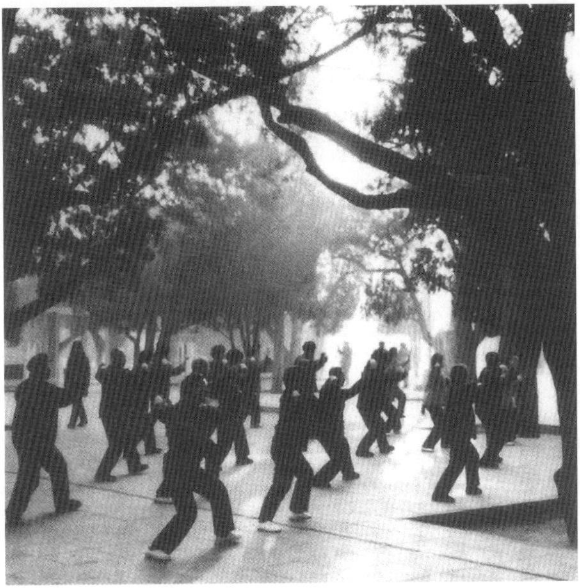

氣功的發源地在中國，並且深入中國人的生活當中，隨處可見練氣功的風景。

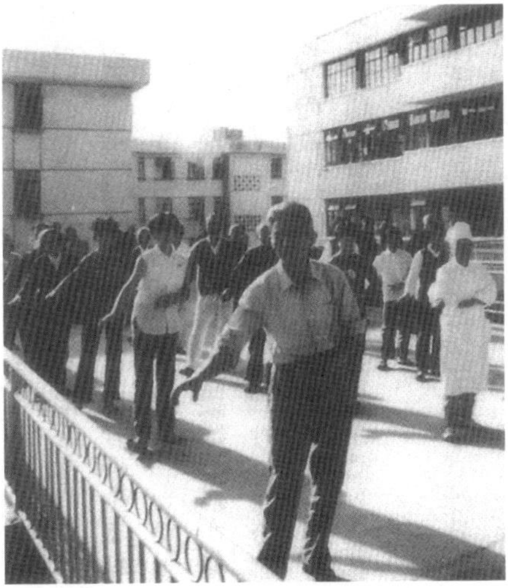

練習氣功能夠開發各種能力，中國人也利用氣功治病。照片是藉由氣功鍛鍊身體的病患們。

中在腦海裡。

結果他看見被一團霧包覆的影像，再仔細看，一團霧慢慢散去，現出清澈的景象。

這時候出現奇妙的感覺，自己慢慢蠕動變形，變成嬰兒墜落。

接著，清楚的看見四、五十歲的接生婆用手掌敲打嬰兒的腳，並用嘴吸嬰兒的嘴，他看見了自己出生的整個過程。

之前聽母親提過，「你出生時沒有呼吸，接生婆對你進行急救」。

不明白為什麼會在氣功訓練的當下出現這樣的光景，但從此之後，即使不練氣功，也屢屢出現腦海浮現的景象「和事實一樣」的奇妙體驗。

某日傍晚，他並沒有在練氣功，腦海突然浮現「姊姊今天會回來」的念頭。

他的姊姊在離家二十四公里外的山區服務，並非隨時可以回家，甚至他感覺到的時間是下午五點多，這時間根本沒有交通工具可供搭乘。

他也知道這種狀況，所以不認為自己的感覺是準確的。

不料，過了一會兒，他的姐姐真的出現在眼前，這種不可思議的感覺讓他自己也啞口無言。

後來又有一天，他的父親回老家，事前告知「晚上一定回來」，但午後他感覺到「父親今天不會回來」，實際上到了晚上，父親來電聯絡「今晚不回去了，明天再回去」。

又有一天，他獨自在家，用餐時間外出買飯，平常一個人吃就買二兩半（約一二五克），但這天不知為什麼，腦海裡浮現「買五兩（約二五〇克）」的念頭，一個人根本吃不完這麼多。

回家吃飽後想外出找同學，才出門沒多久，心頭湧現「還是回家吧」的想法，據他本人的說法，因為感覺太強烈了，所以便轉身回家，結果正好住在遠方的初中女同學來訪。

詢問女同學「吃飽了嗎」，她說還沒，於是就將多買的飯請她吃。

為什麼陸續出現多買一點飯、還是回家吧的感覺呢？

他表示就是有奇怪的念頭一直在腦海裡打轉。

以上是高中生程圓清因為練氣功而使氣的感覺覺醒的實例。

由此看來，這種能力和動物避開危險的單純本能不同，而是更高深的預知未來的能力。

在距離中國湖北省的武漢約二小時車程的地方，有一個稱為蓮花山的地方。一九九五年十月，這裡舉辦了第一屆科學技術檢討會，包括來自中國各地的學者約二四〇人，還吸引了美、英、韓、菲、馬及日本的研究者，進行論文發表。

蓮花山是一個吸引世界「氣」研究矚目的地方。因為這裡是外氣高密度存在的特異場。同時，這裡還是元極學會「氣」研究小組活動的基地。

元極學是由出生於家傳獨門氣功家族的張志祥所創始。這種氣功法是秘傳的，代代由這個家庭出生的人傳下，出生於一九四三年的張志祥，從母親那裡習得了不傳之秘，長年修行的結果，已可發揮高度控制「氣」的能力。

看見未來影像的氣功專家

「氣」是一種能量，但究竟是何種能量，就沒有人可以清楚知道了。可確定

「氣」可以造成各種現象，但「氣」本身卻很難掌握。

事實上，藉由氣傳達未來的預知能力不僅止於感覺，更高深的人甚至可以看見未來景象。看見自己未來被殺，順利逃離危險的女氣功師父就是一例。

山東省聊城有一位女性氣功師，她因為練氣功而具備特異功能。

她的丈夫非常反對她練氣功，二人因此爭吵不斷，幾乎到達離婚的地步。

某日午後，她隨意的躺在床上，眼前突然出現奇怪的光景。

她愉快地騎馬散步在風光明媚的山丘上，但總感到心神不寧，好像背後有人跟蹤。

不一會兒，氣氛一變，跟在後面的人拿出短刀朝她而來，她嚇得彎下身，短刀刺進馬背。

氣功師立刻知道這是幻覺，但實在不了解幻覺所代表的意義。如果是幻覺，隨時都可看見，況且，丈夫近來的態度也比較溫和，不像以前阻止她練氣功。

事隔一個多月，某日，丈夫邀約她到附近山丘遊玩，山丘上有業者提供騎馬散步的行程，丈夫特地為她租了一匹馬。

他騎在馬背上邊欣賞風景邊向前進，丈夫徒步跟在後面。不久，來到四下無人的寧靜場所。就在此刻，她感覺背後有異樣，本能的轉身回頭看，丈夫手持短刀，正要朝她刺過來。

驚嚇之餘，她立即駕馬快速逃離現場，並直驅公安局，控訴丈夫的惡行。

以上是女氣功師的實例，不僅感覺得到，還能夠看得到未來發生的事情，根本可以說是一種特異功能。即使都是藉由「氣」預知未來，但也有各種不同類型的存在。

再介紹一則能夠真實預測未來的例子。

陶章元先生，服務於中國地質大學人體科學研究，是能夠透過氣功能力正確預測地震的地震預測專家。

陶先生出身中國東北黑龍江，六歲開始練習氣功，十五歲已經技術純熟，二十歲開始進行氣功療法，並獲得大眾的肯定。他每日練習氣功，擁有透視、千里眼、預測等超能力。

根據他的說法，練習氣功要在子時至丑時，也就是夜間十一時至凌晨二時左右進行，意識集中在大地，吸收天地之氣，便能夠感受到大地的脈動，亦即地震的徵兆。以下介紹幾則他的特殊能力感應到的報告。

●一九八八年一月二三日晚間十時，陶先生在本溪市練習氣功時所見光景

當天面向南方練習氣功時，感覺一股熱氣流支撐著身體，整個人和地球一起轉了一圈。

眼前出現綠色螢幕，上面清楚寫著「887132492 67」的數字，和「海城、營口」的文字，練習結束後，他百思不得其解。

約莫過了一個月，突然湧現靈感，莫非一連串莫名其妙的數字和地名與地震有關。

數字可以分解為「88·7·13·24·92·67」，解釋成88年7月13日～24日海城，9月2日營口發生6·7級地震。

5月3日，瀋陽氣功同伴趙金香向保險公司的谷文斌說明此不可思議的光景，為求慎重，隨後又向遼寧省地震局和本溪市的地震事務所報告此事。

不出所料，1988年7月13日～24日，海城發生二·三～三·二級地震，

9月3日清晨4時55分，營口的旗口家口發生四・九～五・三級地震。

數字雖非百分之百吻合，但準確度極高。

・一九八八年十一月一日早晨5時～7時，練氣功時所見光景

當天面向南方開始練習時，立即看見奇妙的光景。那是紅、綠、藍、紫的光柱，北方角度出現像ＵＦＯ的影像，接著是一排數字「７４２３０８」。

這時他非常不安，難道又是地震的徵兆？

陶先生的解讀為，本次地震在北緯23度的雲南地區，時間是１９８８年11月8日，規模七・四級。

結果一九八八年十一月六日，雲南省耿馬、瀾滄地區發生七・六級地震。

・一九八八年十二月二日傍晚，練氣功時所見光景

練氣功途中突然看見「７８１２４６０２」和「俄國文字」。

事後他推測，蘇聯領土內北緯46度、１９８８年12月28日前後，將發生七・八級地震。

結果一九八八年十二月七日，蘇聯亞美尼亞地區發生七・一級地震。

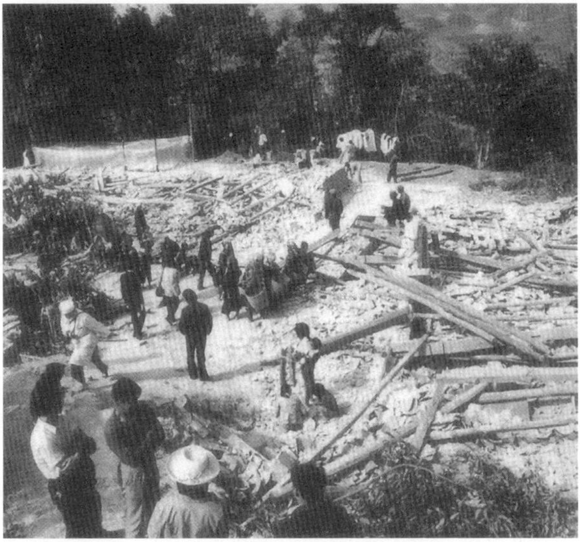

雲南省大地震災情慘重，居民們在倒塌的房屋前無計可施。

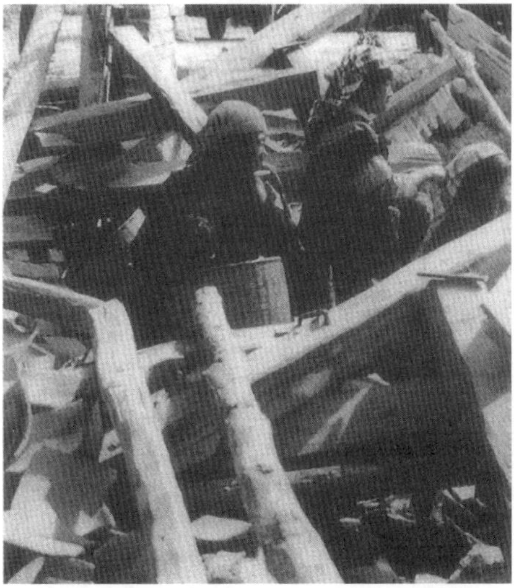

看見坐在斷垣殘壁上的居民身影，令人一掬同情之淚，對這些人而言，災難突然從天而降。

• 一九八八年十二月二五日，練氣功時所見光景

這天，陶先生看見「5月1日、7．2、四川、7月27日、9月9日、10月1日」等零零散散的數字和文字。

和以往一連串數字不同，陶先生的解讀為「5月1日四川發生七．二級地震。」

接下來，七月下旬、九月初、十月初也會發生地震。

結果，四川巴塘縣在一九八八年四月十六日發生六．七級地震，並持續發生餘震。七月二一日發生五．八級地震，餘震持續好幾個月。

以上是《氣功醫科學》等雜誌的記載，由「氣」的感覺來預知地震及日常的種種行為，確實讓人對他產生濃度的興趣。

比較引人注目的是，藉由視像出現的數字、文字等資訊，解讀未來事件的發生，可以說是一種超能力。

引導我往更佳狀態的強烈「氣」感覺

事實上我也有類似的體驗，藉由氣的感覺，事前察覺到某些事情。只可惜缺乏影像的真實體驗。

在修習仙道以前，因為經常參加冥想聚會，不知不覺中便擁有這項能力。至於氣的感覺，早在少年時代（大約十七歲）便出現靈感，只是不知道和仙道的預知未來的氣是否相同，但我總感覺他們有不少共通點。

修習仙道之後才清楚地自覺到氣的存在，不過那也是精通仙道以後的事情。

那種感覺很難形容，周圍飄飄的雲霧蜂擁而來，好像要把整個身體簇擁起來……令人坐立難安……。

還記得第一次買房子被觸動的感覺。那一陣子每當內心不安的時候，我的腰部周圍便感覺強大的壓迫力，尤其思考房子的事情時更是如此。

一直以來兢兢業業的工作，當然有些積蓄，但要拿現金購買，卻還差一大筆錢，而銀行並不願意貸款給我們這種自由業者。

就在猶豫當中，房價每年以一百萬日幣的價格升值，照這樣下去，根本永遠買不到房子，最後終於忍不住去找房屋仲介。

結果仲介幫我找了新宿、東中野的組合貸款。我說我不需要兩間公寓，仲介建議我將其中一間出租，拿租金收入付房貸，減輕貸款壓力。

依照仲介的建議完成買賣之後，我發現貸款的壓力比想像中大多了，於是賣掉東中野的公寓，償還新宿公寓的八成貸款。

接著，經濟泡沫時代來臨，房價不要說一年一百萬了，根本是以一年一千萬的速度飆升。原本一千二百萬的新宿公寓，沒幾年就漲到四千五百萬。當初如果三心二意，現在可能連頭期款都付不出來。

又過了不久，某建商前來洽談，想買下整棟房屋改建為辦公大樓。

由於地點好，面臨大馬路，價格不斷提高，最後建商讓我們搬到六千四百萬文京區的公寓。現在回想起這件事，都還覺得不可思議。

這是我在面對重大變化，被逼得走投無路的時候，感應到的奇妙之氣。

只不過，這種感覺和接下來發生的一連串事件，都沒有系統化，只是單純的感覺而已。

對仙道毫無概念的讀者，在此附帶一提，像一些練就仙道的人——做氣功法的人也一樣——對於謎樣的「氣」是感覺得到的。而且不少人利用這種感覺，引發出許多奇妙的結果。

奇妙的「氣」從天邊一角發射而來

一九八〇年代末，日本還在泡沫經濟中浮沉，我幾乎每日浮躁不安，偶爾不安的感覺消除，但隨後又立刻湧現，至今依然清晰記得那種感覺。

這種來源不明襲擊全身的感覺，彷彿從天際某處發射而來。

一九八八～一九八九年對於日本而言，可以說是艱辛的一年，昭和天皇於一九八九年一月七日駕崩。

這一年的氣候異常惡劣，我本來以為是天氣不好導致內心不安，但仔細思量，身體並沒有出現任何異常。

我開始自問，這種奇妙的感覺從何而來？首先想到的是昭和天皇的容態。

在中國，天子（皇帝）代表天，天象顯示國家或天子的徵兆。

例如，國家將發生動亂之際，天候必定先出現異常狀況。

難道是天皇即將駕崩的預告？

但也僅止於這種思維，缺乏更進一步的感應。向仙道前輩請教，結果大家或多或少都有感受到異常現象。

雖說如此，除了感覺大事即將發生之外，沒有任何人可以解釋這種感覺代表的意義。

不過，仙道有許多生存技巧，不論發生任何事情，大家都有做好心理準備的共識。

正好這時候有來自數學、物理、化學、醫學、電工、建築等各領域的專家學習仙道，於是我以此為主題，招開研究會。

大家針對最近不安的感覺進行討論，因為缺乏具體的證據，只能單純從氣的

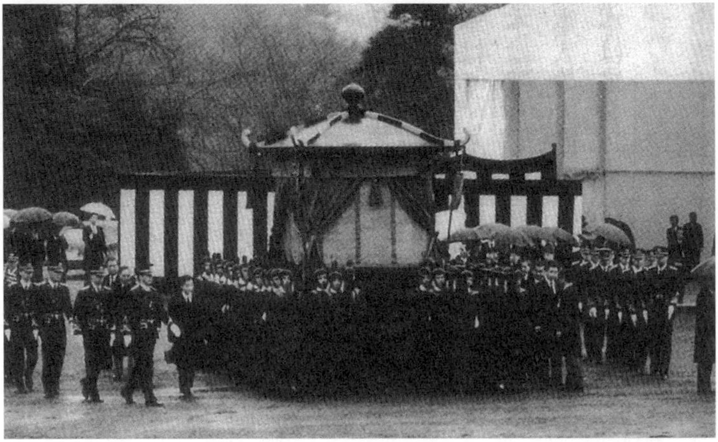

1989年2月，在雨中於新宿御苑舉行的昭和天皇喪禮。

感覺進行推論。

以「氣的感覺」為「徵兆」，利用大量的「資訊」，匯集成以下共識。

①美蘇發生戰爭，結果一方毀滅。

②使用核子武器、化學武器、細菌武器等等。

③世界經濟崩潰。

④日本受災慘重。

⑤一九九五年左右，日本雖然殘存下來，但準備迎接嚴苛時代。

⑥一九九一年以後，日本人的素質急速下降。

⑦日本追隨美國的腳步，呈現十～十五年前美國的社會狀態。

⑧進入自由放任、犯罪的社會。

⑨貧富差距擴大，造成社會不安。

⑩有錢人的財富先流失，接著中產階級的錢被淹沒，最後連貧窮人也被剝削。

其中，第⑩項正在進行中，現象並不明顯，無法描述具體情況，大致上是金錢被騙的狀態（合法、不合法），所以必須多加小心。

總而言之，最壞的狀況是核戰爆發、地球毀滅；最輕的狀況是經濟問題造成社會崩潰。

上述共識是透過本書即將介紹的「察氣法」所引導出來的。

這是以古代中國的察氣法為基礎，加入現代化的佐證，由我獨自編撰的預知未來的技巧。

本書與單純的占術、超自然現象不同，它最大的特色是，大量活用現代最尖端的資訊，以現代化的方式，整理古代中國的察氣術。

大約一年後，發生車諾比核能外洩事件，命中。

「原來不是全面核能戰爭，而是核能設施損壞……。」

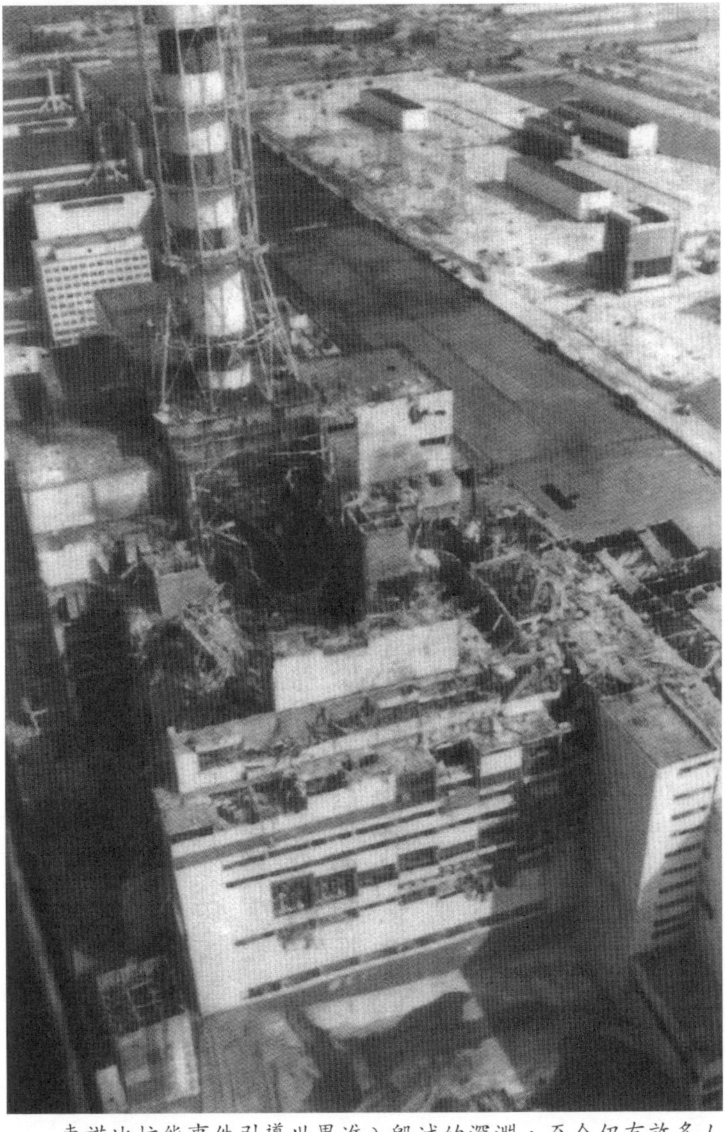

車諾比核能事件引導世界進入毀滅的深淵，至今仍有許多人為輻射汙染後遺症所苦。

我的氣繼續感覺最壞的情況尚未來臨，絕對不可輕忽大意，甚至全面核戰也不無可能。

後來，陸續發生中國天安門事件、蘇聯、東歐解體等不可思議的事件，尤其社會主義世界發生激烈的變化。

改變世界的洪流來了，一波接著一波衝擊著這個世界。

由於長期持續的感覺到強烈而巨大的氣，所以，我推測未來仍有大事發生。

美蘇挑起第三次世界大戰？

接下來，我想從氣的立場解釋世界的混亂現象。

一直到蘇聯瓦解之際，我都確信不會發生核戰，理由是蘇聯經濟崩壞，無法維持龐大的軍事力量，形式上稱為民主國家，不會和美國全面對峙。

的確沒有發生第三次世界大戰，但不敢擔保未來真的不會發生。

從現實世界已經發生的事件評斷，的確沒有發生國際間全面性的決戰，但從氣的預知學思考，我認為美蘇之間發生了一起戰爭。

並非實際的武器交鋒戰爭，而是使用二種奇妙的武器交戰。武器之一是經濟力，它的威力更甚於導彈，我認為這是未來戰爭的特徵。

美國前總統雷根的宇宙防衛構想，事實上是設想最終發動核戰的壯大戰略構想，美蘇都圍繞在這個構想上擴大軍備競爭。

結果，經濟衰退的蘇聯瓦解，美國也從債權國變成債務國。

八〇年代末九〇年代初，日本的經濟繁榮景象，就是受惠於美國的衰退。

美蘇兩國間的軍備競賽，使國家投入過多財力在軍事預算，蘇聯已經沒有能力在軍事、經濟方面支援東歐，導致東歐各國相繼宣布獨立，蘇聯體制終於瓦解。

柏林圍牆倒塌也是一種象徵，骨牌效應蔓延整個社會主義國家，促使蘇聯走入歷史，十五個新國家因此誕生。

東歐國家大多以斯拉夫民族為主體，東歐多半是指俄羅斯、愛沙尼亞、拉脫維亞、立陶宛、白俄羅斯、烏克蘭、摩爾多瓦、波蘭、捷克、斯洛伐克、匈牙利、波士尼亞、羅馬尼亞、塞爾維亞、保加利亞、馬其頓、阿爾巴尼亞、斯洛維尼亞、克羅埃西亞等國。

除了經濟因素之外，還有一股力量對於社會主義產生破壞力量，那就是以收音機、電視機為首的資訊力量。這是一種看不見的武器，以電波刺激人的腦神經細胞，改變原本封閉社會中百姓的意識，推動整個體制分崩離析。

蘇聯前總統戈巴契夫很重視資訊的有效性，他推行的改革路線之一就是資訊公開，但操弄資訊並不是那麼容易的事，結果社會主義的矛盾讓人民覺醒，也間接造成了蘇聯體制瓦解。

林林總總的事件，從仙道的角度來說，就是看不見的氣（也可以說是無形的資訊），在無意識中對人發生作用，最終造成國家體制瓦解。

八〇年代一直到二十世紀末，世界的焦點圍繞在核戰打轉，任何人都將它解釋為「熱戰」，因為解讀預言的人多半是屬於武器交鋒戰爭的世代，而且我們對於戰爭就只停留在顛沛流離的貧困印象裡。

實際上，世界正在奇妙地變化著，原始武器已經變成無形的經濟、資訊，而且這些無形的武器也足以瓦解一個國家。

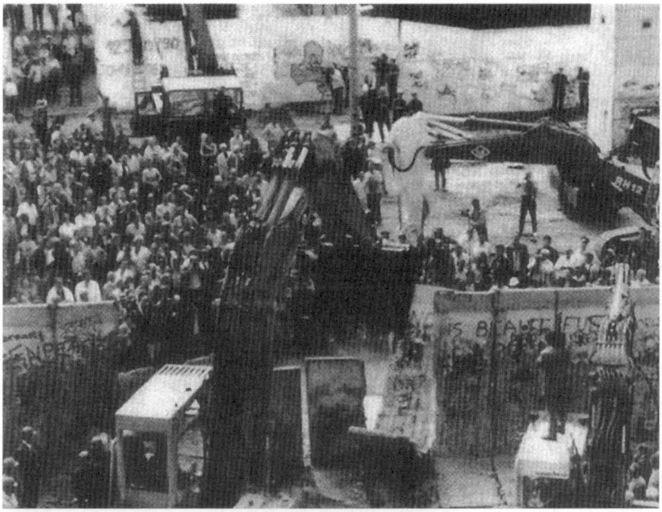

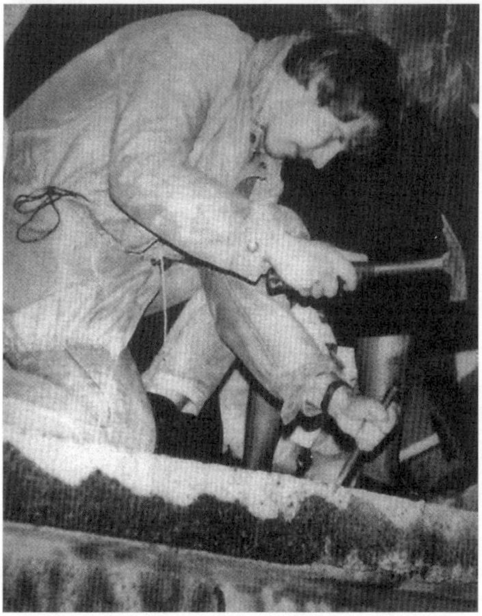

象徵東西冷戰的柏林圍牆倒塌，世界進入嶄新的時代。當時無人預測此事件，可想而知世界變化之快速劇烈。

被無形軍隊徹底擊潰的伊拉克軍

最明顯的例子是波斯灣戰爭。以美國為首，由三十四個國家組成的聯合國軍隊，將大量高科技武器投入實戰，與採用傳統戰術的伊拉克形成強烈的對比。

波斯灣戰爭中，伊拉克派出大批戰車和步兵（傳統軍隊）進入科威特，佔領所有戰略要地，並且控制醫療、食物和媒體通訊。科威特最重要的石油資產，經由電腦迴路，一下子消失無蹤，整個國家的財產瞬間化為烏有，只剩下紙屑般的科威特紙幣。

波斯灣戰爭的一大特色是，極少出現人對人戰鬥。面對伊拉克的傳統軍隊，美軍派出無人戰鬥機應對，看轉播畫面猶如電玩的戰鬥遊戲一般。

只見伊拉克軍隊駕駛戰車逃逸，隨即被彈頭擊中，引發熊熊火焰，這影像經常出現在遊戲軟體中。還有能夠避開障礙物，向著目標低空飛行的石斧導彈，它在地面像生物一般蠕動前進，避開敵方的雷達偵測，不偏不倚正中目標。

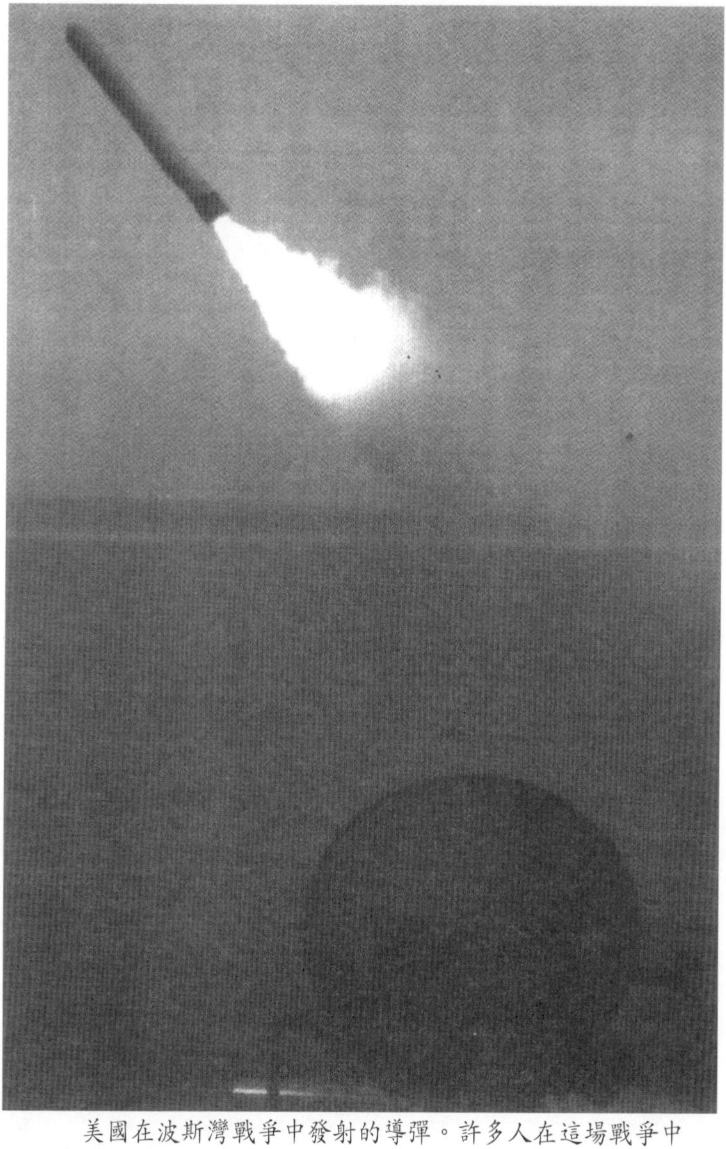

美國在波斯灣戰爭中發射的導彈。許多人在這場戰爭中親身體驗模擬世界的景況。

有時候是雙導彈合作，第一彈先破壞銅牆鐵壁，第二彈直接飛入目標處，破壞得體無完膚，宛如有感覺的生命體。

戰後，據伊拉克百姓描述，導彈從頭頂上飛過，到達遠方發生巨大的爆炸聲。談到空襲的景象，試著想像一下傳統戰爭的畫面，炸彈連續不斷的轟炸聲，地面哀鴻遍野的慘叫聲。再想像現代高科技戰爭，導彈在頭頂上飛來飛去呼嘯而過，地面上的百姓過著正常的生活。這就是現代戰爭的特徵。

如電玩般的戰爭方式，促使傳統軍隊瓦解，或許對伊拉克士兵而言，彷彿是在和幽靈打仗一樣。

不限於戰爭，奇妙的變化正滲透各個領域，說好聽是資訊化，其實是非常危險的，因為我們缺乏能力和經驗。

「氣」可興國亦可滅國

再進入氣與國家盛衰的主題之前，先了解背景中國的歷史觀。

西元前五世紀，出現許多哲學思想家，並留下大量著作。當時不知道日本這個國家出現了沒有，大約是從繩文過度到彌生的時代，中國秦漢帝國的文化、制度，原封不動地傳入日本大正時代。

一般歷史學家，將戰國時代諸子百家與秦漢唐時代，視為中國文化開花結果的時期，我個人認為應該再加入完成甲骨文、青銅器技術的殷商時代。在人口不多的那個時代，殷商可以說是一個大國，不但創造出中國文明基礎的漢字，也發展出青銅器技術，其文明程度可說在秦漢帝國之上。

中國歷史之悠久，超乎我們的想像。

在如此巨大的歷史洪流中，中國不斷地重複繁榮與衰敗，殷、周、秦、漢、唐、宋、元、明、清等繁榮的王朝，與春秋戰國、三國、南北朝、五代、中華民國初期的軍閥割據等分裂時代交互穿插。

中國人認為，天子承受天命掌握政權，開啟父傳子的王朝，如茂盛的植物開花結果一般，直到愚昧的子孫出現，王朝分崩離析。歷經混亂分裂的過程之後，再度出現新的王朝統一天下，而影響盛衰循環的就是天地之間的氣。

從理學（朱子學、陽明學）的觀點，「氣」是看不見的氣體，充滿在天地之間，包含人在內的所有物體，都是由氣凝聚而成，氣散則人亡物壞，回到原來看不見的狀態。

乍看類似西方科學的原子，實際上卻沒那麼單純。不僅物質，甚至我們的意識，包含死者的靈魂，都是由氣凝聚而成，物質與靈魂的差別在於凝聚度不同，這甚至包含了現代的超自然科學範圍。

中國最早的漢醫學書籍《黃帝內經》記載：人們想健康地生活，「氣」是最重要的。從此發展，確立「氣」的通道，經脈醫學的針灸治療法，並加以應用創出「氣」的武術太極拳、形意拳、八卦掌等。

中國的氣運用在各種領域裡，武術的氣功、中醫的脈絡精氣、風水的陽氣等等，世界上萬物都用氣來解釋。

因此，看不見的國家，也藉由氣的作用而誕生、繁榮、崩壞。

前面提到有關經濟或資訊，都是藉由氣的作用產生。

國家的發展即為經濟的發展，這代表國家的氣旺；反之，國家的衰退即為經

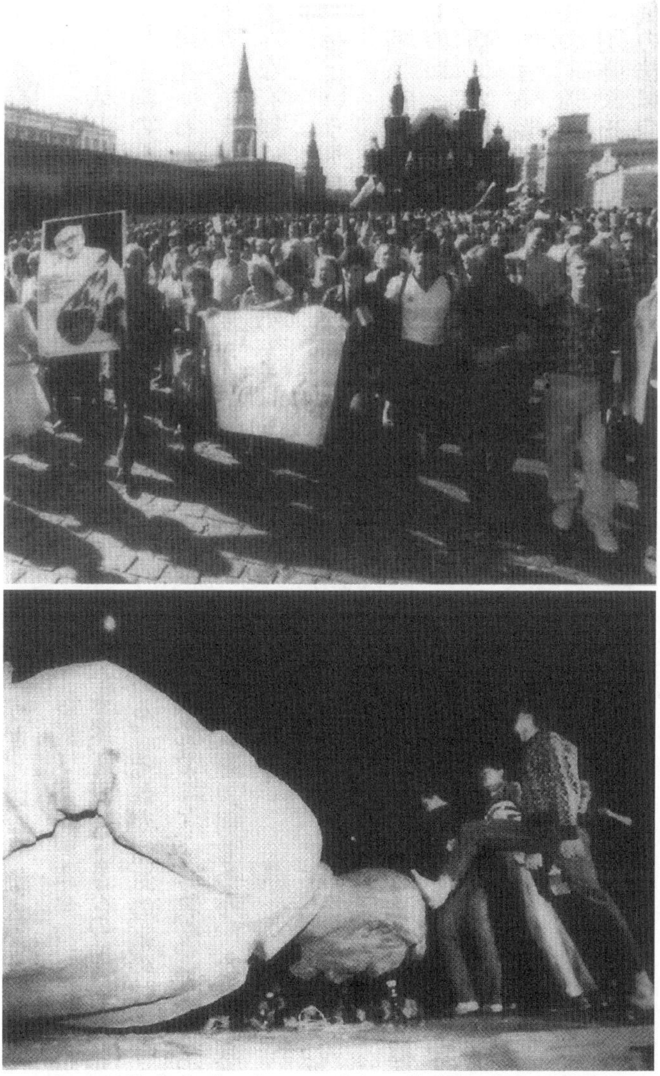

無人預料舊蘇聯瓦解。上圖為10萬莫斯科人上街遊行。下圖為被破壞的列寧像，象徵舊體制崩壞的光景，東西冷戰就此閉幕。

濟的衰退，代表國家的氣弱。

國家要靠強盛的軍事力量保護，支撐軍力的基礎正是國家的經濟，沒有錢就沒有武器、無法維持軍隊。舊蘇聯之所以瓦解，就是因為經濟衰退，難以維持軍事力量。

照中國的說法，經濟的盛衰可以說是國家、個人的氣的盛衰。中國古代聖賢研究氣的變化，藉此預測未來，這就是察氣術的緣起。

和一般所謂的預言或占卜完全不同

以釋迦牟尼為首的佛教高僧，頭上皆有戒疤，這是因為在冥想中「氣」的運行時，頭上發出旺盛的「氣」而逐漸轉為戒疤。

安置在寺廟的佛像也會出現光暈，都是因為氣的健康層以頭為中心久久不散。因為佛像是雕刻師攝魂所雕，所以才會有「氣」。

顧名思義，察氣就是觀察氣，觀察對象所散發的氣，判斷未來可能發生的事。

察氣術在古代中國，尤其以戰爭至上的兵家、縱橫家（鬼谷子）之間最為盛行，對他們而言，無法解讀未來就什麼也不用說。

在日本也是一樣，兵法家皆精通察氣術。特別詳細介紹察氣術的是忍術，其中可以稱為忍術基本教本的《万川集海》，絕大部分都在說明察氣術。

在這瞬息萬變的現代社會，不知何時會發生什麼事情，我們不僅要熬過，還必須更巧妙的度過，因此，察氣法可說是現代人必備的技巧。

察氣法本是秘傳，重要部分均透過口傳，其表現艱深難懂，現代人不容易理解。本書所述為察氣法的基本部分。

我站在長期研究、實踐氣的立場，用現代方式解釋個人領悟的技巧。

預知未來一詞往往讓人聯想到超能力，事實上沒有這麼簡單，預知未來還存在超能力以外的各種技巧。

以占卜為例，實際上傳達的內容，幾乎是占卜的結論，這和超能力完全無關，即使沒有超能力也做得到。

現在還流行利用智庫分析預測未來，這又和超能力或占卜不同，它是根據大量累積的事實（資訊）引導出來的結論，屬於一種推理，不一定準確，和占卜的結果不相上下。

本書介紹的察氣法，比較類似超能力，但它是運用氣的感覺，而非超能力。

以下分別說明預測方法的特徵。

●超能力預測未來的特徵

①只有擁有超能力的人做得到。

②有真實感，多半能看見影像。

③有可能直接看見情景或物體，一般多是看見抽象物。

④表現多半毫無脈絡，往往無法控制顯現出來的景物，少數人可以看見自己想見的景物。

⑤發生的日期場合不明確，有時看見數字或抽象物。

⑥偶爾真實，有時完全不對，但比占卜的準確率高。

●占卜預測未來的特徵

①任何人都可以學會。

②能夠正確導出時間。

③內容具體，解釋卻相當模糊，可以任意解讀判斷。

④引導的方式只有一種模式（時間、方位等條件已經確定），不容易命中。

現代智庫分析，是一種利用事實數據分析預測未來的方式，不多做說明。

●察氣法預測未來的特徵

①不需要超能力，但不了解氣的感覺就無法進行。每個人對氣的感覺不同，只要接受正確的指導，即可精通。

②以感覺為主體，看不見影像。有一些氣功專家能夠看見影像。

③除了氣以外，也利用徵兆做為判斷的材料。徵兆是指發生在自己周圍的現象當中，可以用來做為判斷依據的材料。

④需要一般常識性的大量資訊。但熟悉之後，便能夠利用極少量資訊進行判斷。

⑤現象愈近，氣的感覺愈強，徵兆出現得愈頻繁，藉此清楚感覺事件要發生了。這一點和時間出現只有一種模式的占卜不同。但除非是重大事件，否則感覺

模糊得甚至令人完全無法察覺。

察氣法的優缺點

「氣」不是不可思議的力量或超能力，而是實際存在的東西。「氣」是萬物泉源，天地之造物者。是無窮盡的存在、到處皆有的力量。

現在，「氣」已經不只是暫時性的熱潮，更已然根深於我們的社會觀念之中。「氣」並不是特別的人才能持有的能力，而是人人都可以活用的。

比較過超能力、占卜、仙道察氣法三種預測未來的特徵後，將其優缺點列舉如下。

●學習度

超能力——需要特定的資質（普通人學不會）。

占卜——任何人都學得會，不要求任何資質。

察氣法——任何人都學得會，但程度多少受資質所左右。

●真實感

超能力——最真實，一切都用視覺呈現（當然部分例外）。

占卜——最不具真實感，根據書本所寫的要素排列組合，導出結果。

察氣法——幾乎只感覺到氣（看不見），資質好的人能夠看見影像。

●正確度

依資質、熟練度而異，平均來說，察氣法的準確性最高，因為察氣法可以利用現實的資訊（常識）做為判斷的材料。

●是否能夠預知一切事情

超能力——只有超能力能夠預知完全無法預測的事情，但也並非無所不包，只是它比較隨意。

占卜、察氣法——只能預知自己關心的事情。理論上，關心一切事情，則可以預知一切事情（實際上不可能）。

●發生時間的推定

超能力——一般不知何時會發生，但資質好的人可以準確預知。

占卜——一開始便用時間引導，所以非常準確。不論多麼遙遠的未來都可以切割出來占卜，但實際上會不會發生，就要到時候才知道了。

察氣法——時間愈接近，氣的感覺愈強，徵兆出現得愈頻繁，可以清楚推斷時間。但太遙遠的未來則因感覺模糊而不很清楚。

所謂預言類幾乎都是根據超能力或占卜，察氣法的範圍通常沒那麼寬廣，比較適合和自己有關的小規模預測未來。

古代中國將超能力、占卜、察氣術三種技巧融合為一，後來，超能力自成一家，占卜與察氣術繼續混合運用，因為當時是以陰陽五行思想為中心，所以不得不混合應用。

五行學說是將古代哲學理論中以木、火、土、金、水五類物質的特性及生剋制化的規律來認識、解釋自然的系統結構和方法論，運用到中醫學而建立的中醫基本理論。五行學說和陰陽學說一樣，也是一種哲學概念，是一種認識和分析事物的思想方法。

本書說明的察氣法，以上述思想為基礎，切割占卜，排除超能力（並非無視，而是普通人做不到），以現代的資訊理論做為判斷的材料。

未來不只一個！

在進入察氣法預測未來的技巧前，首先思考未來的對象是什麼？如果完全不知道，根本無法進入預知的世界，如兵法家孫子所言的「知己知彼，百戰百勝」。

利用察氣法思考未來的時候，最重要的是，不能只有一個未來像。

這正是察氣法和占卜或超能力關鍵性的差異。

占卜是利用占卜書上寫的方法，引導出一個未來像。中國占卜和西洋占星術類似，是屬於機械性的引導。

我並不認同這種方法，未來並非單純得只有一種，就像樹幹分枝一樣，應該準備多種未來像。

從回到過去的角度看，自己走在許多分岔道路的其中一條路，走到分岔點面臨選擇的結果（多半是直線前進），從A道路走進B道路，接下來陸續又會遇到許多分岔點。

一旦出現未來的光景或現象，就表示沒有其他道路的狀態，亦即進入沒有分岔點的大道……。

這裡說的道路分岔點，就是先前提到的「徵兆」，會判斷的人，這時候就呈現不知該往哪一條路前進的狀態，缺乏意識的人，就隨意進入一條路，一直走到終點。

當然，實際上看不見道路影像，也看不見分岔點。

批判者認為，「這不過是你個人的想法而已」。的確，這是我的經驗理論，但卻得到占卜和科學預測未來的肯定。

從占卜的立場證明看看。

占卜的未來只有一種模式，到了解讀的部分，則可以做任意的解讀。

占卜師自己做判斷，決定一種解釋，告訴對方「未來是這樣」。換言之，不同的占卜師，會從許多不同的未來像中，選出其中一種可能性。

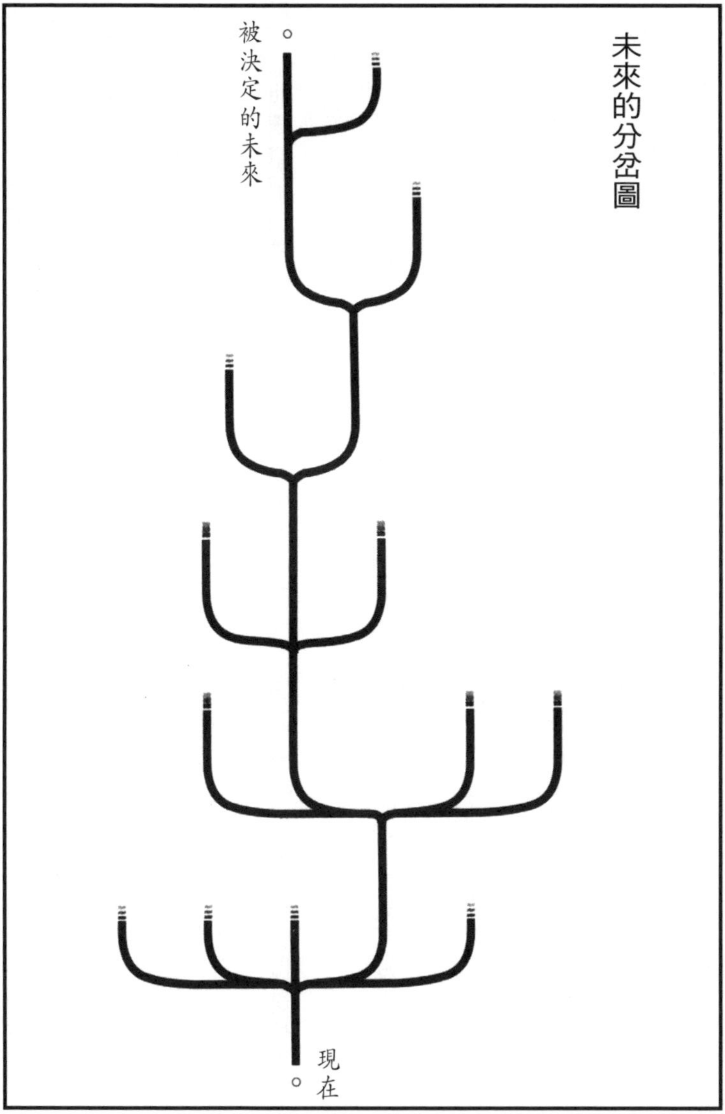
未來的分岔圖
被決定的未來
現在

或許自某現象發生前一段時間開始，針對一件事情讓占卜師占卜，便會出現像我所說的分岔點。

占卜和科學的預測未來完全背道而馳，占卜是反覆從數個選項擇一，只要在分岔點選擇正確，最後的結果就正確，然而，卻往往在中間某個分岔點發生錯誤，導致預測失準。

他們使用的是統計和機率的手法，選擇機率高的導出答案。電腦也是利用這種方法進行各項預測。

姑且不論他們的想法和我的想法，在是否採用單一選項這一點有差異，但我認為根本上沒有太大的不同。

要說最大的不同，只有以下一點。

我的想法是，隨著不斷前進會遇上不同的分岔點，因此未來也不斷的改變，屬於「不定論的未來觀」。

直到進入沒有分岔點的道路，才確定未來……。

中國的仙道當中，有一派稱為積善派，便是緣起於這種想法。他們每日像記帳一樣記錄善、惡，善為「功」、惡為「過」，每一筆都記錄在《功過格》中。

《功過格》是古代的通俗宗教簿冊，用記錄個人每日行為的功與過，功過格書中分列各項功格（善行）和過格（惡行），逐項以正負數字標示，功過相抵，每月每年檢視其分數。例如「讚美他人」是一功，「爽約」是一過；「殺人」是百過，「赦免他人死罪」是百功。

善惡的分數會左右一個人的命運，這也對於預測未來提供了啟發性的意義。我的想法和《功過格》非常類似，但我並不建議使用這種方法，一方面是因為它的內容太老舊，再者，它太傾向佛教的因果報應思想，不適合現代察氣法。

積善派的想法是，從複數的未來當中，選擇一個符合善惡分數的未來。

相對於此，我的方法更客觀，不論善惡，完全按照目前出現的徵兆（分岔點），預測即將出現的未來。並不像積善派所言，行善一定導出善果，做惡一定導出惡果。

他們是屬於未來期待論，我是屬於未來預知論。

總而言之，我秉持的理論是「有複數個未來」「沒有固定的未來」。

平凡人的未來只有一個！

有人提出質疑，「為什麼超能力的預知，能夠只看見一個清楚的未來？」好問題！我們就來探討吧！

只有擁有特殊條件的人，理解徵兆（分岔點）的人，能夠真實地感應到不定的、複數的未來。

普通人大多忽略徵兆，不注意分岔點，漫不經心地經過分岔點，隨意地走進其中一條路，直達未來的場所，這種狀態不可能從複數的未來中做出選擇。

每個人的習慣不同，有些人一旦覺得某個方向比較容易出現分岔點，便只選擇眼前看起來好走的路。這類型的人，未來也非常的單純，因為方向已經固定，因此只會出現一個未來像。

經驗豐富的占卜師，解讀出這樣的訊息，便簡單告知一個特定的未來。換言之，這個人的未來只有一條路。

對於個人的未來預測能夠運用這種模式，但團體、社會、國家就沒那麼單純了，因為人、物等組成要素複雜，不能只決定一個未來，必須綜合各種因素，進入分岔點更茂密的道路。

當社會、團體氣勢弱的時候，即使平常不會產生影響的因素，也容易改變未來，這就是預言社會、國家不容易準確的原因。即使優秀的超能力者，能夠看見未來的影像，也還是會因為各種因素，進入不同條分岔道路，出現全然不同的未來。但是，不能因此斷言預言不準，而是邊走邊按照當時的基本條件做修正。

例如，前面提到的例子，美蘇爆發全面核戰的場面，因為蘇聯瓦解的緣故，並沒有引起熱戰。

另一方面，我們再看車諾比核能事件的受災情況，宛如核戰過後的景象，它的輻射量高達相當於一三〇〇顆原子彈爆發的威力。

蘇聯瓦解，社會主義體制崩壞，東歐各國宣布獨立的種種情況，都和戰爭過後的國家沒什麼兩樣。蘇聯的軍事力動搖，經濟力至今也尚未恢復。

總而言之，世界如預言家所言，踏入第三次世界大戰的不歸路，只是拜各種因素（經濟全球化、資訊化、蘇聯社會主義自壞作用）之賜，沒有進入傳統型態（熱戰）的戰爭。但還是出現了和戰爭相同的結果，亦即戰敗的狀況。

未來是複數的，人和社會都會走進其中一個未來。平凡的個人單位，因為具有某種傾向，很容易選擇一個決定性的未來，所以只看見一個未來像。團體則相反，會因為構成要素的變化，導致未來出現變化，因此不容易解讀。

對於以上的探討，我們可以做下列「氣」的性質整理：

①「氣」雖真相不明，但確實存在。

②「氣」可分為存在於人類體內循環的「內氣」及體外的「外氣」，但兩種「氣」的性質相同。而且「氣」會不斷的出入人體。

③控制及處理「氣」時，必須整理心理性、物理性、環境性等條件。

遙遠的未來靠體感，最近的未來如雲煙？

了解未來是複數的意義之後，接下來，說明未來的形態。這比複數未來更加奇妙。

我利用察氣法感應到的未來形態，是透過氣的感覺推定的某種光景。普通人可能只感覺得到無形的氣。練習仙道、氣功的人能夠感覺氣的存在，以下針對初次接觸者做簡單的說明。

「氣」是一種可以提高生命力的能量，基本上，氣功師所發之外氣與外界之外氣是相同的。存在於自然界的外氣廣泛的分布於我們周圍，但一般的「量」並不多。

中國的氣功認為要使「氣」出現，必須使意識與無意識打通。此種訓練法就是氣功，只要達到使意識與無意識相通的境界，就可以自由自在控制「氣」。

氣的感覺、控制能力因人、物而異，千差萬別，無法絕對的說這就是氣的感覺。

如果是藉由氣功感覺到的氣，就比較能夠具體說出感覺的程度。壓迫感、流動感、熱感、通電感等等，說明如下。

●**壓迫感**：練習氣功，雙手手掌靠近的時候，手掌有受壓迫的感覺。

●**流動感**：感覺身體內有氣體或液體在流動。

●**通風感**：感覺雙手掌之間咻——咻——有風通過的狀態。

●**熱感**：感覺手掌或身體有熱度的狀態，但未經深入訓練的人，只能感覺溫暖。

●**通電感**：手掌或身體有觸電的感覺。

中國氣功師父用酸、麻、脹、熱、涼、重、癢表現。

仙道是氣功的本家，氣的感覺只用熱表現，但並非微熱的感覺而已，要求非常的熱，熱水或熨斗般的熱度，因此，仙道的氣稱為陽氣。

無論如何，只要有上述的感覺，都視為「氣」的感覺。察氣法的型態則略微不同。

我本身比較接近情緒、心情的感覺。例如不安感、壓迫感、焦躁感、緊張感等等。像實際外來的壓迫感，但不只是單純的壓力，還伴隨著情緒的感覺。

仔細探究原因，氣的壓力影響自律神經，連帶五臟六腑也受到波及。按照瑜伽的說法，生命能量（與自律神經或內臟有關係）發生作用，造成這種感覺。

心理學解釋情緒是單純心的問題，弗洛依德派的精神分析（精神能量論），比較符合我的感覺。

事實上，這和進行察氣法的地點有關。當內心出現強烈的感覺（情緒）時，很難區別現在出現的，是發自內心的內在意識（自己的妄想）？還是來自外界的氣的感覺？

這種狀況經常發生，即使真正的超能力專家也無法完全避免。真正能夠藉由氣的感覺預知未來的氣功師父寥寥可數。

但是，這也是沒有辦法的事情。既然難以區別，我們就不要利用它作為察氣法的技巧。

取而代之的是徵兆，徵兆是某種暗示，以眼前出現的每一個現象代表暗示。當然不是每一種現象都可以成為徵兆，所以必須具備解讀的能力。專精了以後，便能與氣的感覺交互運用，清楚地預測未來。

以我自己的體驗為例，感覺來自外界的氣的時候，除了不安感、焦躁感之外，還能明顯地感受到強烈的壓迫感，以及一股引起衝動的能量。它和發自內心的不安感完全不同，感覺是一種更強烈的威力。

這種感覺愈接近，現象出現愈強烈，此時周圍也會出現各種徵兆，細心注意就能夠清楚解讀「啊！要發生什麼事了！」熟悉了以後，甚至知道什麼徵兆出現的時候，會發生什麼事件。

準確預知事件很不容易，大部分只能知道「會發生事情」，但心裡先有準備，則不論發生什麼事情都不會那麼慌張，總比陷入突發狀態好多了。

隨著現象愈來愈接近，道路愈來愈緊縮，最後呈現就是這條路的狀態，你可以清楚地感覺到，一直前進一定會發生事件。

這時可能會看見奇妙的影像，但並不是清楚的視像，感覺非常的真實。只有什麼也看不見的感覺（不安感、壓迫感等），隨著現象的靠近，腦海湧起濃煙狀的影像，但仍不見具體姿態。

更接近現象的時候，腦海裡的濃煙漫漫化為具體的人或物，出現什麼人？為什麼？什麼事（成功或失敗之類）？的影像。

請各位讀者不要誤解，這是我腦海中浮現的清楚的影像，不是超能力看見的

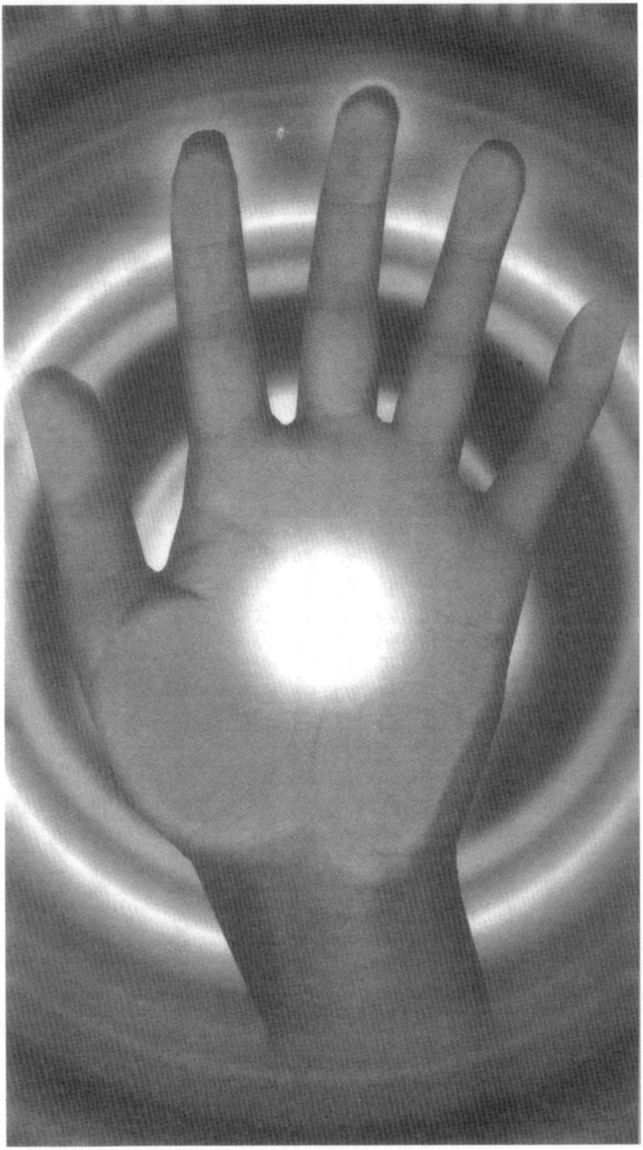

真實的景象。旁人當然不了解我腦海中的影像，必須事後證明與事實相符，才會恍然大悟。

以下總結察氣法的預測方法。

●**非常遙遠的狀態**：完全不知道未來，這時候有複數個未來。氣的感覺非常模糊，不仔細留意根本不會察覺。

●**快接近的狀態**：未來進入一條路，愈接近現象，感覺（不安感等等）就愈強烈。

●**接近的狀態**：腦海出現濃煙般的影像。

●**最終局面**：濃煙變成具體的影像，清楚看見誰在做什麼，有時候也會在夢境裡出現。

後兩項是我個人的狀況，不見得適用於每個人。大部分人遇到強烈的感覺，身體會忍不住亂動，或呈現坐立難安的狀態……，並沒有標準模式。

第二章

基本察氣法

——氣的感覺化與強化法

無力的氣無法進行察氣法

本章將從初級開始，介紹仙道預測未來，「察氣法」的基本施行技巧。預測未來的對象大致分為三類。

①**關於自己的預測**：

限於自己個人的小範圍未來預測，以自己為施行對象看似容易，卻極有可能加入主觀認知，進行起來反而困難。

姑且不論目標是否遙遠，都必須再加入社會、國家之類團體的糾纏，無法解讀大範圍的干擾，便無法做出正確的判斷。

②**關於他人的預測**：

有關於自己以外的人的未來預測。圍繞在每個人周圍的干擾因素不同，因此不容易預測，但可以從客觀的角度切入，所以比預測自己容易。

③**對於團體、社會、國家的預測**：

屬於團體的所有人、事、物的變化，都會對於未來造成影響，所以，這是最難判斷的一種預測。通常預測這類未來會先導出幾種情況，但基本根底不會改變，因此結果不會大幅偏移。股票、匯率、期貨等市場分析就是其中一種應用。

古代中國的察氣術分為察天氣、察地氣、察人氣狀態的察天、察地、察人三類。

察天術是解讀天氣的方法。

察地術是解讀地氣狀態的方法，當今流行的風水歸屬於此類。

察人術是解讀人氣狀態的方法。

我的想法是不論自己、他人或團體，都必須看天、地、人三種氣的狀態，所以實際運用上，將天、地、人視為一種條件因素，另外區分為個人、他人、團體三類。

有關彩券、賽馬等賭博行為，仙道的未來預知學完全不涉及，預知學充分了解，除了極少部分特別機智的人以外，賭博是無法賺錢的。

進入察氣法的訓練之前，先簡單說明步驟。

第一，從察氣一詞即可得知，「氣」是最重要的要素。

接著是「徵兆」，指眼前出現的各種現象當中，對於未來具有暗示作用的部分，最好是對未來道路產生分岔作用的現象，夢境與超能力視像也可視為徵兆。

「資訊」是察氣法的第三要素。包含各種人事物、現象等等，訊息愈多愈好，彌補氣的感覺或徵兆的不足。

最後是可以稱為「想法」的各種技巧。了解愈多幫助愈大。

第一章介紹的專家們，能夠透過氣的感覺預知未來，普通人無法單靠氣的感覺預知未來。陶章元先生甚至透過超能力看見視像之後，還得花費一番功夫解讀。他們具備地震相關知識，從掌握的資訊解讀視像，普通人即使看見相同的視像，恐怕也無法像他一樣預知地震。所以，豐富的專業知識也是必要條件。

希望初學者綜合氣、徵兆、資訊（專業知識）、想法，進入察氣法學習之路。

現在就從最重要「氣」的訓練開始。培養「氣」的感覺需要以下訓練。

- 氣的強化訓練
- 氣的敏感度訓練

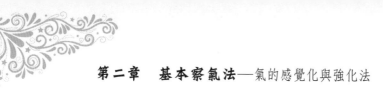

●集中意識訓練

氣的強化訓練是指強化氣的狀態。有些人對於氣的感覺非常敏銳，這種人可以先進行氣的敏感度訓練，再回過頭來強化氣的訓練。

氣的強化訓練很簡單，練習氣功即可。仙道需要練習的氣功有練氣功和動功兩種。這本來是武術當中氣的鍛鍊法，比一般健康氣功深入許多。

氣功法有幾千種，倘若漫無目標的介紹，恐不合實用。氣功法一種是練氣功，就是把氣鍛鍊得柔和；一種是動功，是培養武術的「氣」的力量。

這兩種方法都必須按照仙道的鍛鍊法，從最基本開始練，使氣能夠循環全身，比健康、治療用的氣功法，更快地感到氣的存在，而且效果也很好。其詳細鍛鍊法請參考陸明選輯的《仙道氣功法及應用》一書。

仙道也會利用內丹功進行氣的訓練，利用靜坐和獨特的腹式呼吸法強化氣，同時達到意識集中和強化氣的效果。內丹功不像練氣功或動功看得到外表的動作，它只是靜坐，多少有些無聊，但效果極佳。

「氣」的訓練可以分成幾個階段，其具體方法請讀者參考《秘法！超級仙術入門》。

實際進行氣的強化和感覺化訓練

以下依序說明三種氣的訓練概要及技巧。首先是氣的強化訓練。

氣的強化法

透過以下練習方法強化氣。

●腹式呼吸

練氣功等外丹功是運用長息、短息呼吸法。

內丹功是運用調息、武息、文息呼吸法。

練氣功的長息、短息，內丹功的調息，均為腹式呼吸。

●運氣的動作‧練習動作

外丹功是配合呼吸的手腳運動，進行容易運氣、強化氣的動作。

內丹功是配合呼吸的下腹運動。調息的腹部運動比較輕，武息則非常激烈。文息是武息的結果，練習運氣時的一種獨特呼吸，初學者不可能一開始就學習這種呼吸。

以上呼吸方式不必全部學習，選定一種訓練方式熟練即可。選擇練氣功就熟練練氣功的呼吸與動作，選擇內丹功就熟練內丹功的呼吸與動作。

接著以內丹功為例，介紹呼吸法當中最簡單的調息。熟練此呼吸法也能夠達到強化氣的效果，建議每日練習。

調息訓練

調息是仙道呼吸法的基本訓練，初學者很容易上手。可以從下列三種型式中挑選適合自己的型式。

●**調息一型**：首先鼻子吸氣、讓下腹鼓起。吸飽氣後嘴巴吐氣，下腹內縮。吸氣時身體稍微向後傾，吐氣時上半身配合吐息前屈，以利下腹內縮。吸和吐的長度相當。

● **調息二型**：用鼻子吸和吐的短呼吸，下腹快速、輕微震動。

● **調息三型**：吸氣短、吐氣長，讓下腹慢慢收縮。

平常採用第一型訓練，覺得困難就採用第二型。第三型是放鬆用，做為一、二型的輔助。

氣的感覺化法

經過氣的強化法訓練後，敏感度自然增加。一般而言，內丹功的感覺比外丹功清楚，就是一種熱的感覺。

內丹功的場合，在訓練的性質上而言，是下腹感覺熱，熱氣團或熱水的感覺。普通人剛開始感覺溫暖的程度就對了。

外丹功無法達到熱的感覺，頂多只是溫暖的程度，反而是壓迫感、通風感、觸電感清楚一點。初學者的感覺可能都很模糊。通常是體內出現這種感覺，但外丹功因為身體在動的緣故，所以感覺不明顯。

我的仙道外丹功（練氣功）是訓練靜止的手掌感覺氣。非常簡單的訓練，外

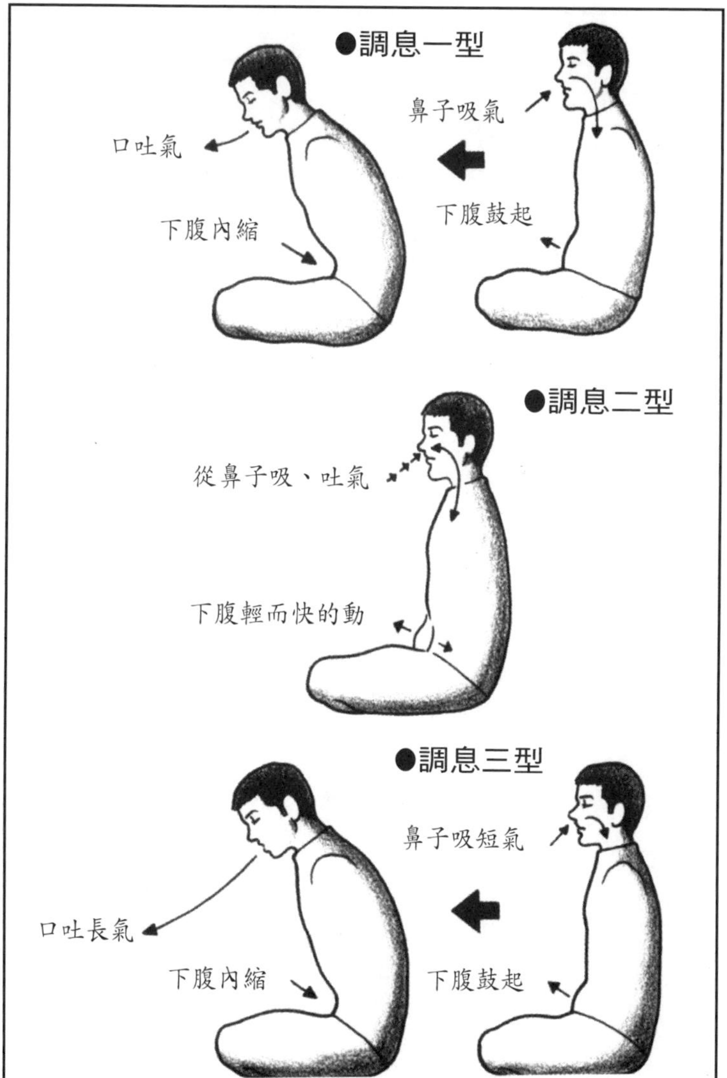
●調息一型
鼻子吸氣
口吐氣
下腹內縮
下腹鼓起
●調息二型
從鼻子吸、吐氣
下腹輕而快的動
●調息三型
鼻子吸短氣
口吐長氣
下腹內縮
下腹鼓起

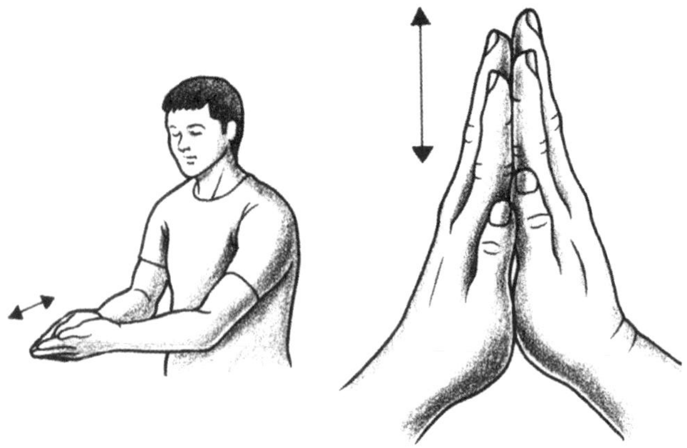

雙手手掌使勁地摩擦，直到手掌分開仍然感覺熱的程度。

行人都能感受得到。

利用氣功法的超能力，並非如一般所謂的超能力那麼萬能。它完全僅在能以氣的感覺掌握到的範圍內，才能發揮特殊的能力。詳細請參考《仙道氣功法及應用》一書。

●氣的感覺訓練

①雙手手掌用力摩擦，直到燙的程度。

我實際做完這個動作，手掌碰觸他人的臉頰，對方燙到跳起來，說好像被熨斗燙到。就是這個熱度。

訣竅是使勁地摩擦，要將污垢搓掉的力道。如果雙手冰冷，怎麼也搓不熱，可以先泡一會兒熱水，或入浴後再試。

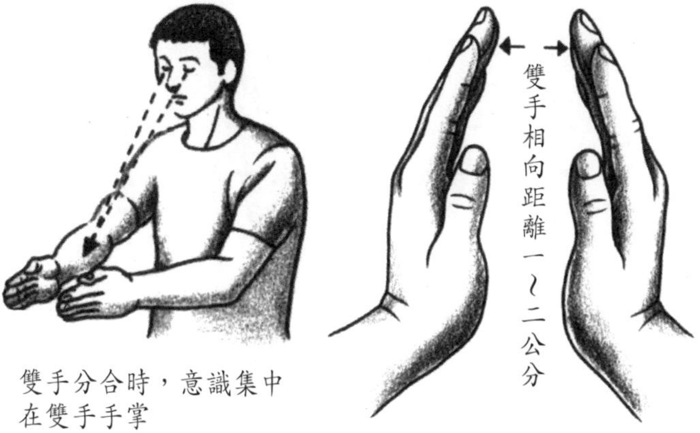
雙手相向距離一～二公分
雙手分合時，意識集中在雙手手掌

②手掌摩擦發燙之後，便將雙手掌相向分開一～二公分，同時意識集中在手掌。

③雙手手掌前後、左右、上下、傾斜移動。

此刻最重要的是緩慢移動，不能起風，否則無法確定手掌感覺到的是氣，還是移動產生的風。

初學者剛開始練習的時候，必須注意以下幾點。

●**不要用力**：手指、手腕、肩、背如果用力，就無法感覺氣，這些部位必須放鬆。

●**手指併攏**：五根手指頭分開的狀態，容易使氣分

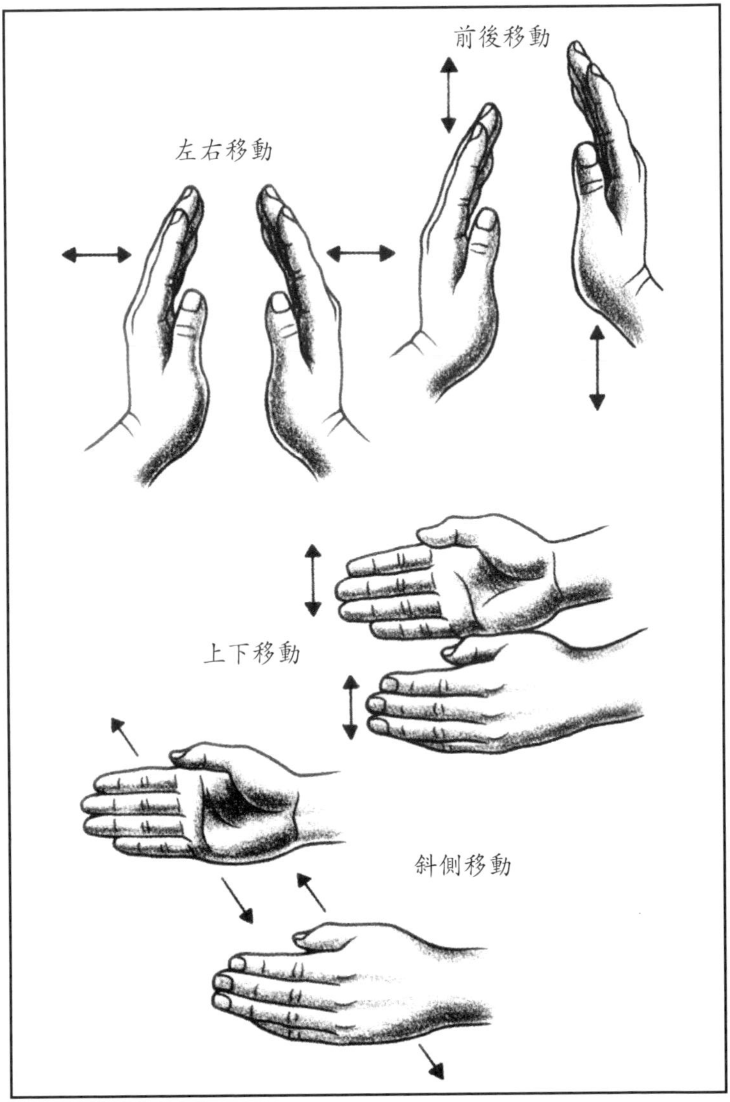
前後移動
左右移動
上下移動
斜側移動

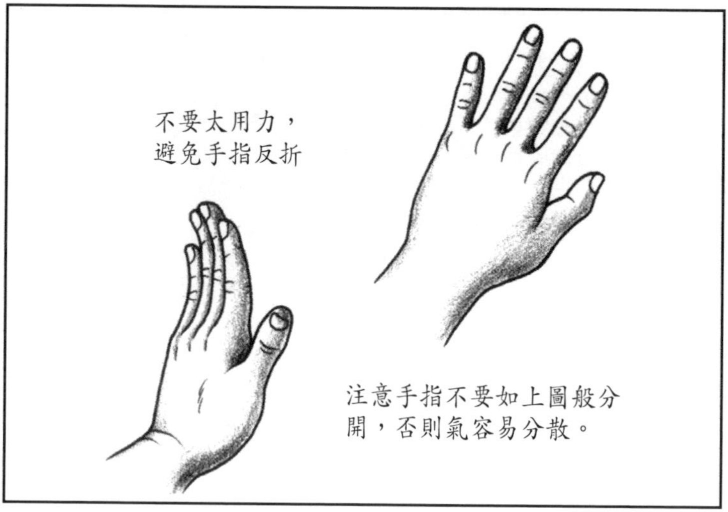
不要太用力，
避免手指反折
注意手指不要如上圖般分
開，否則氣容易分散。

散，無法正確地感覺氣，所以五根手指必須併攏。

●手指不可反折：

有些人伸出手掌時，習慣手指反折，這些人必須特別集中意識，努力讓手指彎向內側。

●避免疲倦的狀態練習：

人在疲勞的狀態下很難感覺得到氣，務必充分休息，等精神飽滿再練習。

●身體和精神放鬆：

身體僵硬、神經質的人不容易感覺到氣，先利用練氣功等氣功調整身體，讓全身放鬆後再練習。感覺不到氣的人也請先練習氣功調整。

像握住球的姿勢，反覆往反方向緩慢旋轉，再回到原來位置的動作。

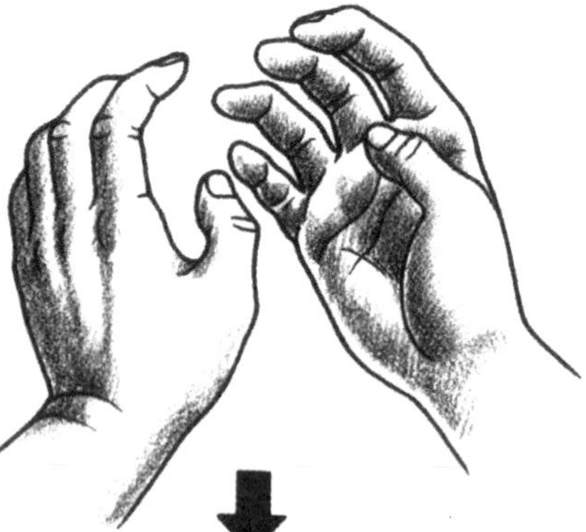

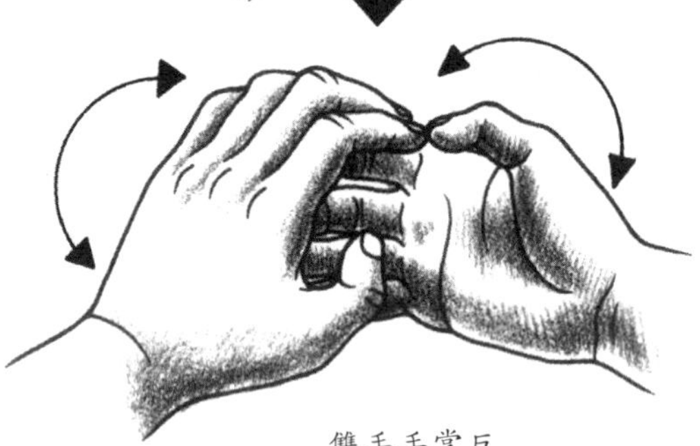

雙手手掌反覆分開靠近，練習氣的感覺。

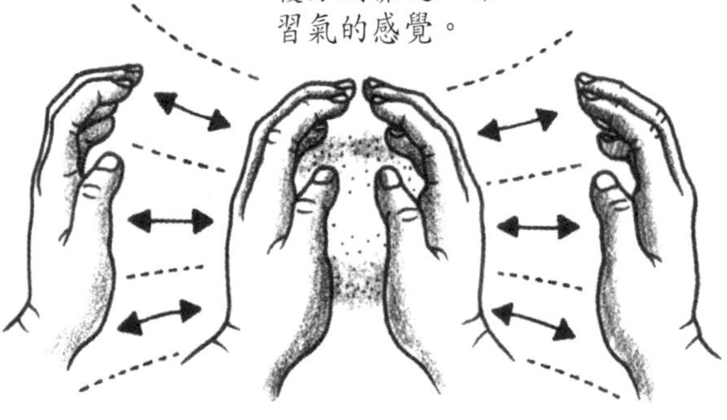

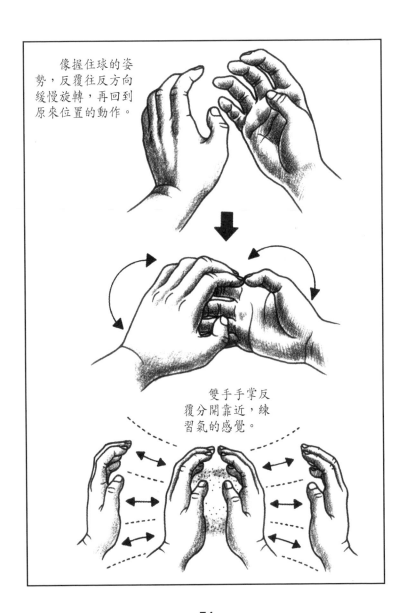

●如何更清楚地感覺氣

學會了感覺氣的技巧，想更清楚地感覺氣，可以進行以下的練習。

①首先，雙手手掌向內彎成圓形，如同抱住直徑五公分圓球的形狀。反覆練習雙手不同方向慢慢轉來轉去。

這時候的手指必須微微張開，但指尖均須朝內側。手指、手腕、肩、背都不要出力。

②如果手掌之間有特殊的感覺，下次雙手就再分開一點，仔細觀察雙手在什麼距離失去感覺，雙手就在這距離之間分分合合，體驗微妙的感覺。

以上氣的感覺化訓練可參考《仙道氣功法及運用》。

一有時間就練習，短期間便能夠清楚地掌握氣的感覺。

仙術內丹功使用的意識集中法

關於內丹功，在練習呼吸法的同時，也一併練習內視法、返聽法等下腹的集

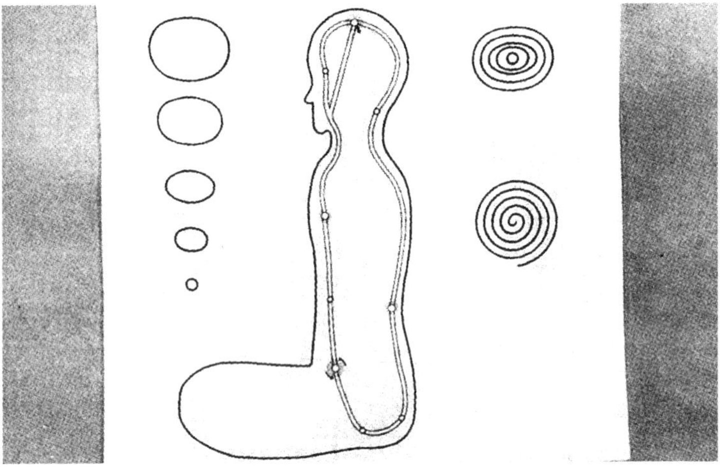

利用冥想布訓練意識集中

中法，因此並不需要特別練習。

練氣功等外丹功也一樣，掌握氣的感覺之後，意識便集中在氣的感覺，自然而然學會意識集中法。

雖說如此，但意識無法集中的人還真不少。

認真修習內丹功、外丹功，卻始終無法掌握氣的感覺的人，有必要特別練習意識集中法。

我採取的方法是使用冥想布。

利用印刷在布上的各種圖形，練習意識集中。包括連圓法、同心圓法、旋渦法、平面式想起法、立體式想起法、有點凝視法、無點凝視法、丹田凝視法等等，均為我所獨創。

連圓法

①準備長六十公分、寬三十公分的白紙，如圖所示畫上各種橢圓。

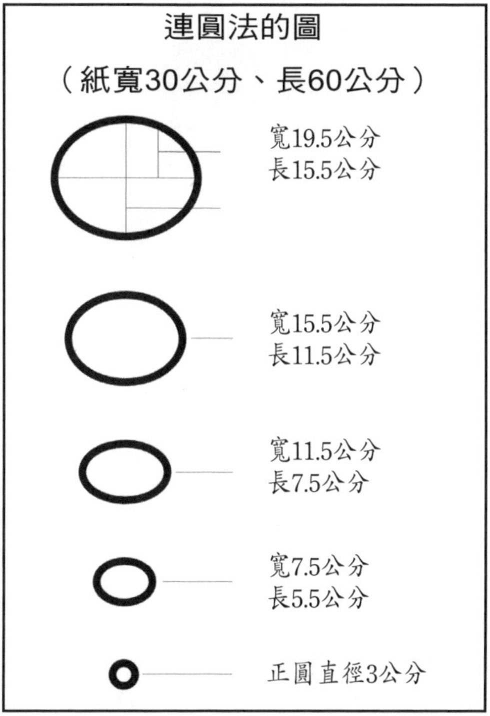

連圓法的圖
（紙寬30公分、長60公分）

②集中意識目視最上方的橢圓。

③接著意識焦點轉移到次大的橢圓。

④相同要領，意識移動至再下一個橢圓。

⑤到最小橢圓的時候，意識暫停一下。接著意識往上依序移動至最大的橢圓。

連圓法

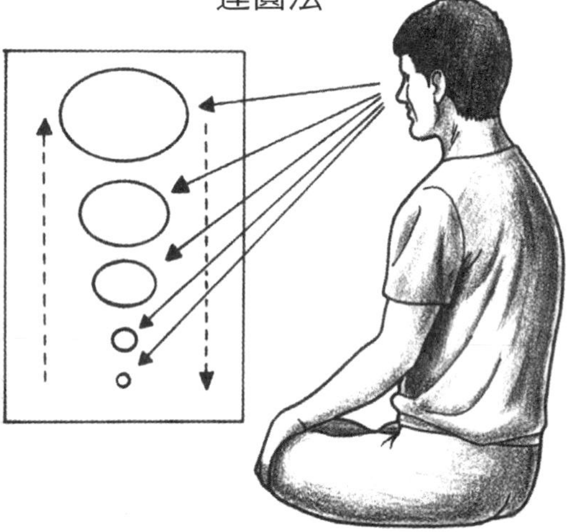

意識反覆從上往下、從下往上移動

⑥意識在每一個橢圓停留五～十秒。

意識反覆在大到小、小到大橢圓之間移動，練習三十分鐘～一小時。重點是牢記其大小差異。

同心圓法

①將連圓法裡的橢圓，配置成同心圓狀，尺寸相同，最內側為直徑三公分的正圓。

②集中意識眺望最外側的橢圓，形成橢圓的黑色線。

③接著焦點向內移動到次大的橢圓，同樣集中意識，依序移動焦點至

同心圓法圖（用B5紙張）

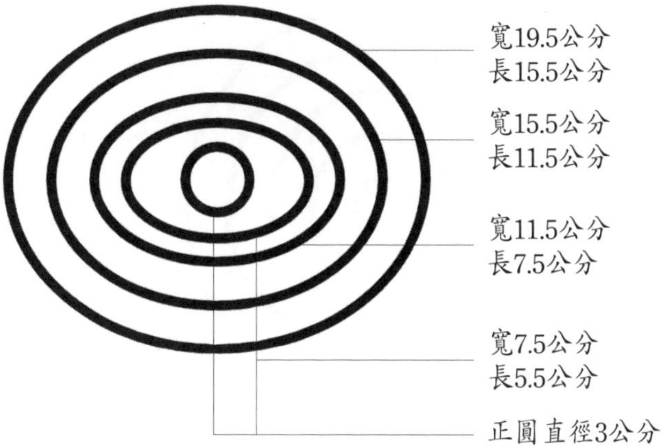

最小的正圓。

④相同要領，焦點向外一個個移動到最大的橢圓。

⑤意識在每一個橢圓停留五～十秒。意識反覆在由大到小、由小到大橢圓之間移動，練習三十分鐘～一小時。牢記每個橢圓的大小差異。

旋渦法

①準備和前面相同大小的紙，從外向內畫直徑一九．五公分的旋渦（旋渦間隔二公分）。

②目光從最外側旋渦頭開始，意識停留一會兒，慢慢沿著旋渦向內移

旋渦法的圖

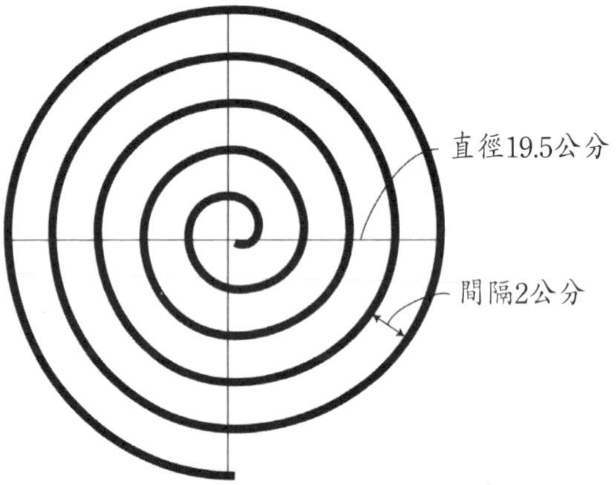

動視線，意識也跟著移動。

③到達最內側之後，意識反過來向外側移動。

④意識反覆在外側～內側、內側～外側之間移動數次。

練習一五～三十分鐘，習慣之後便能掌握意識集中的感覺。

平面式想起法

以上充分練習過後，不使用任何道具，閉眼睛用意識想像橢圓、圓、旋渦。

從連圓法練習到旋渦法。

有點凝視法

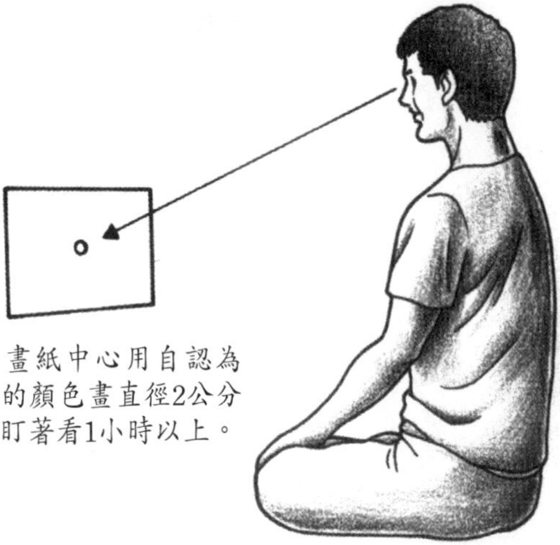

圖畫紙中心用自認為最醒目的顏色畫直徑2公分的圓，盯著看1小時以上。

立體式想起法

最後，閉上眼睛，想像從連圓法到旋渦法，每一個圓的縮小、擴大立體形狀。

有點凝視法

①在B4紙張的中心，用自己覺得最醒目的色筆，畫直徑二公分的圓。

②距離一公尺以上眺望圓，至少一小時。

無點凝視法

①在距離一公尺處，貼B4空白

丹田凝視法

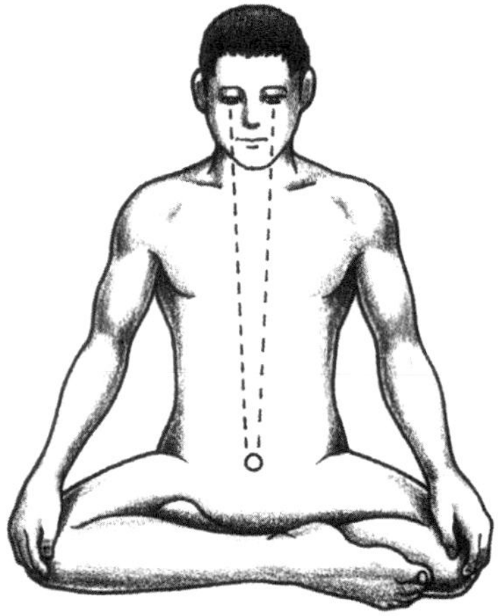

集中意識凝視貼在丹田上的膠帶

紙張。

②想像紙上畫直徑二～三公分的圓，睜開眼睛看三十分鐘以上，接著閉眼睛看三十分鐘以上（非肉眼、意識眼）。

丹田凝視法

①用色膠帶剪出直徑二～三公分的圓，貼在丹田處。

②眼睛微開，集中意識盯著圓一小時以上。

根據經驗，銀色膠帶效果最佳。

能夠在這些訓練上集中意識，便容易掌握氣的感覺，也能夠更簡單地進入察氣法的各種訓練。

去除阻礙氣的障礙物

一般人經過一段時間練習氣的強化、氣的感覺化、集中意識之後，愈來愈能掌握氣的感覺。

然而，身體虛弱、中氣不足的人，如果不先改善氣虛狀況，便無法進行氣的強化訓練，當然也無法掌握氣的感覺。建議這類型的人先練習內丹功，如果想練習外丹功，最好是練習動功。

同樣是氣虛的場合，另外，有一類屬於與生俱來的病體或神經過敏型，這類型反而能夠簡單地感覺氣的存在，所以，應該先從氣的感覺化著手，熟悉之後，再進入氣的強化法。

體力尚可，身體的氣普通，意識散漫且混亂的狀態，重點放在意識集中法。建議和氣的強化法同時進行，練習內丹功效果顯著。

先從自己最弱的部分著手，進行強化的訓練，相信人人都可以體會氣的感覺。

認真做卻效果不彰的時，必須檢討飲食習慣、生活狀態，例如，偏食狀況不改善，身體狀況就不會好轉，氣虛的情形也無法改善。

據我所知，維他命、鈣、礦物質等攝取不足的人，或者習慣吃消夜的人，練習氣功或仙道幾乎看不到效果。

生活習慣也是隱形殺手，不少人習慣午夜十二時以後才就寢，這些人多半陷於氣虛或氣異常亢進的狀況中。

為什麼午夜十二時以後就寢有害身體呢？因為屬於淺層睡眠的快速動眼期比例提升，此階段眼球會快速移動，多數醒來後能夠回憶的夢都在此時期發生，因此造成睡眠不足的現象。

如果能夠改成晚間八時就寢，即使半夜起床也好，不但有時間練習氣功，也可解決睡眠不足的問題。

修習仙道的人多半如此，睡四～五小時便足以抵上熬夜的人睡七～八小時。而且，寧靜的深夜有助於掌握氣的感覺，練習意識集中法的效果也是白天的數倍。

第三章

預知未來的徵兆解讀法

徵兆是什麼？

透過氣的強化、感覺化、意識集中法掌握住氣的感覺以後，便進入察氣法的各種技巧訓練。

首先，說明重要性僅次於氣，「徵兆」的概念。

徵兆是預測未來的人眼前出現的現象，但並非一般的現象，而是某種暗示、通知，也類似宗教的「旨意」。但察氣法與宗教無關，所以，還是當成一種暗示比較適當。

暗示什麼呢？

暗示你選擇哪一條未來。

古代中國非常重視徵兆，認為國家社會將出現變化的時候，上天事前一定會以某種徵兆告知。

徵兆圍繞在天文、氣象、人、物各方面，但最受矚目的是與星辰、氣象相關的徵兆，天文顯示天命。

古代中國的天文學、占星術，從星辰的動向、異常及天候狀況，解讀各種徵兆。當天上的恆星或行星正常運行時，地上也平安無事；一旦天空出現異常狀態，代表地上也將發生變異。

天象不正常，或出現新星星，往往被視為壞兆頭，當然也不是沒有好兆頭的星星，但大多數還是代表凶意，讓人嫌惡。這種星稱為變星，有客星、妖星、流星、彗星等等。

客星是中國古代對天空中偶然出現在天空的明亮星星的統稱。現代稱為新星或超新星，偶爾也包括流星、極光等其他天象。代表凶兆或吉兆。

妖星，就中國道教或台灣道教、民間信仰而言，是指行年輪值諸星之一。大抵上指彗星，是彗星當中最令人畏懼的星。

這類星出現代表國家社會將遭遇災難。接著以彗星（包含妖星）和流星為例，說明上天暗示的徵兆。先看彗星。

彗星就是指長了尾巴的星星，「彗」在中國古代是指「掃帚」的意思，所以彗星也稱為掃把星。

「長星，狀如帚；孛星，圓狀如粉絮，勃勃然，皆逆亂凶孛之氣。狀雖異，為殃一也，為兵喪，除舊布新之象」（『乙巳占』）——長星狀如掃帚，孛星圓如粉絮，不斷冒出。兩者均暗示違背道理、混亂秩序的事件將起，雖然形狀不同，卻都代表災難，戰爭、死亡、新舊交替之意象。

「凡彗孛見，亦為大臣謀反，以家坐罪，破軍流血，死人如麻，哭泣之聲遍天下，臣殺君，子殺父，妻害夫，小凌長，眾暴寡，百姓不安，干戈並興，四夷來侵……」（『乙巳占』）——彗星出現為大凶兆，天下大亂，戰爭四起，哀鴻遍野，彷彿世界末日……。

《左傳》也記載許多彗星出現時發生的事件。

——文公十四年，孛星入北斗。周內史．叔服曰：「不出七年，宋、齊、晉之君皆將亂死」……。

這時的彗星，大概就是哈雷彗星。學者張鈺哲從哈雷彗星的週期推定此事件發生於西元前六一四年。

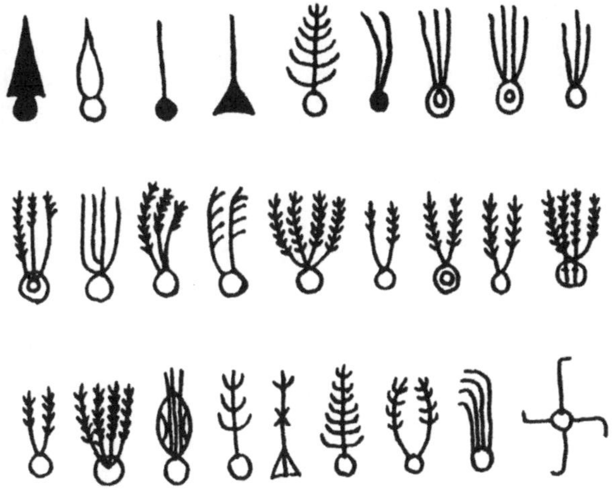

古代中國代表性的徵兆是星辰，提供現代人了解徵兆概念的絕佳樣本。圖為漢代記錄彗星的分類。

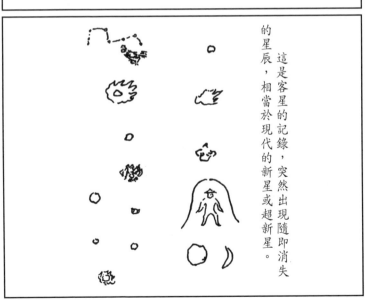

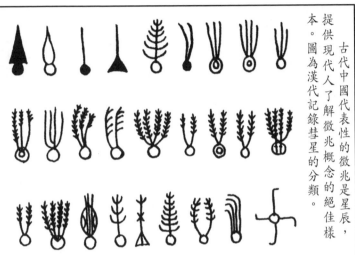

這是客星的記錄，突然出現隨即消失的星辰，相當於現代的新星或超新星。

春秋時代占星家梓慎與裨灶，根據彗星的出現及動向，預測多國將發生大火災。

——昭公十七年，巨大彗星出現在大火星（黃道二十八宿的心宿），尾巴西達銀河。

魯國的梓慎預測：

——彗星象徵除舊布新，天上星辰的變動，象徵人間的吉凶。現在彗星的尾巴掃過，覆蓋大火星，當大火星再度出現必然散布災殃，諸侯各國恐怕發生大火災。

幾年前我見到彗星在大火星旁邊，這就是火災的徵兆。去年大火星出現的時候，彗星也在旁邊，今年又是相同現象，而且彗星更明亮。這說明去年大火星消失的時候，彗星一直在大火星的位置潛伏著，一定會發生大火災。

大火星的出現，在夏曆是三月、商曆是四月、周曆是五月，夏曆最符合天象，如果發生火災，那應該是宋、魏、陳、鄭四國，以宋為中心，難逃災難……。

《左傳》中明確記錄這場大火災。

——戊寅日，吹強風。四日風勢最大，宋、衛、陳、鄭四國首都同時發生大火災……。

再舉近一點的例子。西元四一九年，北魏明元帝時出現彗星，學者崔浩視為某種徵兆，記錄下來。

——王莽篡西漢前逢彗星出現，這次情況也相同。彗星代表凶象，象徵劉裕篡位，東晉滅亡。

時值中國魏晉南北朝，各王朝相繼興起滅亡。

尤其北方稱為五胡十六國的五個遊牧民族，相繼建立許多國家及滅亡，東晉就是其中之一。歷史證明東晉被劉裕篡奪。

事實上，世界各國都將彗星視為不吉祥的行星，彗星出現必逢戰爭或饑荒。

流星是指運行在星際空間的流星體，在接近星球時由於受到星球引力的攝動而被星球吸引，從而進入星球大氣層，並與大氣摩擦燃燒所產生的光跡。流星也是上天暗示的徵兆。

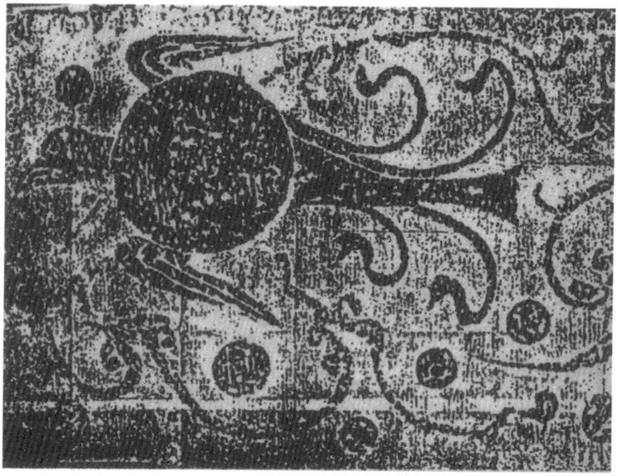
河北省南陽出土，描繪在畫像石上的流星神。

流星分為「流星犯日」「流星犯月」「流星犯五星」「流星犯列宿」「流星犯中外星官」等類型，各有占測之意，以下介紹《開元占經》中的幾個例子。

「石氏曰，流星起心，南行。越君死。」

——石氏說：流星從心宿（二十八宿之一）出發，至南方，越國王死。

「郗萌曰，流星起心至北斗。趙君死。」

——郗萌說：流星從心宿到達北斗七星，趙國王死。

「流星入七公，人主信讒言，誅忠直諫者，凶人起兵，義人入獄，期一年。」

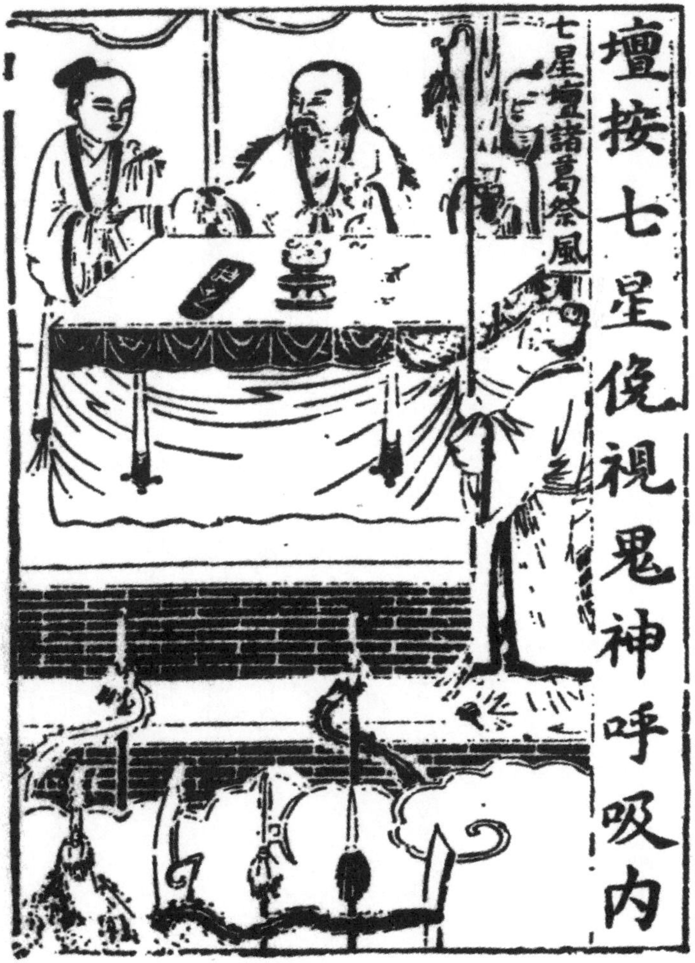

三國時代英雄諸葛亮在七星壇上祈風的圖

——流星降臨七公（星名），君主聽信讒言，殺忠義之臣，邪惡做亂，忠厚者入獄，為期一年。

大抵是凶兆，但也有如下敘述的太平象徵。

「流星入牽牛，當有鄰國使者來，不出百八十日。」

——流星降臨牽牛星，一百八十天以內，鄰國有使者來訪。

流星徵兆最有名的例子，當屬三國時代諸葛亮的臨終預言。

「有星赤而芒角，自東北西南流，投於亮營，三投再返，往大返小，俄而亮卒。」（『三國志．蜀志．諸葛亮傳』）

——又紅又尖的星，從東北向西南方向流，掉落在諸葛亮的陣營，連續三次，一開始大星星，最後小星星，不久，諸葛亮死亡。

『乙巳占』中提到，流星墜落的場所最凶，為不祥之兆。

「墜星之所，其下流血，破軍、殺將，為咎最深。」

——流星墜落的場所，會發生流血的慘事，戰敗、司令官被殺等等。

由以上例子清楚看出，中國古代君主非常重視天象星辰變動顯示的徵兆。

古代將氣象的徵兆用於戰爭

對於農業大國中國而言，天候可算是左右國家經濟的重要關鍵，古書上有關天候的記載相當多。

其中又以乾旱為首要，乾旱導致農作物收成不佳，影響國家基業。中國人解釋乾旱代表上天憤怒，因為為政者失德，所以天不降雨。因此，祈雨也是天子重要的德政之一。

例如，殷商時代記錄，天子湯為求雨，命令左右架起祭祀的材火，準備犧牲自己的性命，向上天祈雨。天帝受到感動而降下甘霖，解除旱象。

歷代皇帝多半在乾旱時期，請道士或佛僧執行祈雨祭典，若疏於此事，恐怕引發糧食危機，百姓出現暴動行為。

現代人已經了解乾旱發生的原因，與其視為徵兆，不如說是資訊更為貼切。天氣的徵兆當中，的確有人類的知識無法掌握的部分。

風便是其中之一。《黃帝內經・靈樞・九宮八風第七十七》這麼論述。

東方：嬰兒風

東南方：弱風

南方：大弱風

西南方：謀風

西方：剛風

西北方：折風

北方：大剛風

這些究竟是什麼風呢？舉幾個《靈樞》裡的例子。

「風從東方來，名曰嬰兒風，其傷人也，內舍于肝，外在于筋紐，其氣主為身濕。」

——從東方吹來的風，稱為嬰兒風。這種風會引發疾病，體內傷及肝（經絡），體外傷及筋肉，引發身體潮濕狀態。

「風從西方來，名曰剛風，其傷人也，內舍于肺，外在于皮膚，其氣主為

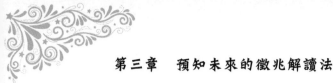

燥。」

——從西方吹來的風稱為剛風，這種風引起的疾病，體內傷肺，體外傷皮膚，身體呈現燥熱狀態。

也有稱為落下風的風，運送非常乾燥空氣的風。這種風從赤道地方上升，往兩極地方移動，其中一部分中途折返，往反方向吹。中國黃河流域和長江流域，經常遭遇這種風災。受風侵襲則容易引起多汗、口渴、神經系統異常亢進、關節炎、風濕病等等症狀。

《黃帝內經・靈樞》的八風，風生病起的記載。其實，風也廣泛運用在占卜方面，「九宮八風占測術」分為占天象、占物象、占人象三大類。

占天象、占物象基本上是氣象占，用於占卜整年的氣候。

占人象是占疾病、禍福，也是本書談論的重心。

八風也出現在《呂氏春秋》《淮南子》《說文》等經典當中，但名稱因書而異，內容也和醫學書籍《靈樞》專門預測疾病不同，而是以一般日常範圍到軍事、政治、經濟、犯罪等為對象。

中國古代以風為占卜依據的書籍不少，《乙巳占》就是其中之一，內容超過十分之一根據風來占卜。以下舉幾個例子。

「道行回風，從南方來，必有酒食。」

——走在路上，遇旋風從南方吹來，主有人宴客。

「回風入門至堂邊，為長子作盜。」

——旋風吹進大廳，主家中長男淪盜賊。

「諸官曰，大風從角上來，大寒迅急，此大兵圍城。至日中發屋折木者，城必陷敗，不出九日。」

——專門官表示，大風從角（二十八宿之一）的方向吹來，急速寒冷。主大軍被圍困城內。白天房屋毀壞、樹木折斷，主九日內城必被攻陷。

《兵要望江南．占風第三》當中有二十九首風占。以下列舉兩例。

「軍離國，風自背邊興。大則大贏為吉兆，小風小勝總堪征，天意助吾行。」

——軍隊離開國家，風從背後吹為吉兆，大風象徵大贏，小風象徵小勝，都可以出征。主天助我軍。

「營下畢，風卒似雷聲。吹倒旗槍飄帳幕，須防敵騎欲奪營。大戰血交並。」

——架畢軍營之際大風吹來，風畢雷聲起，吹倒軍旗和屏幕，須慎防敵軍人馬偷襲我方兵營。主浴血奮戰。

仙道古籍《抱朴子》，記載以下有關軍隊的風占。

「扶搖獨鹿之風大起陣中，軍中必有謀反者。」

扶搖獨鹿之風，指的是一種旋風，扶搖直上的飆風。

出現謎樣景象代表氣的徵兆

再繼續看其他和風有關的氣象要素代表的徵兆。

雷也被視為重要的徵兆。農業社會雷鳴象徵豐收，但雷代表的徵兆不僅於此。

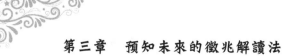

天陰陽之氣交合產生雷，閃電則是看得見的雷。有趣的是，雷也有雄雌之分，轟天巨響的是雄性，依依聲響是雌性。

雷代表許多徵兆，較為有問題的是和平常不一樣的狀態，例如，雷鳴時期完全無雷，象徵為政者德弱。

非雷鳴時期發生落雷現象，象徵家臣百姓做亂。秦始皇繼位者秦二世（胡亥）時期便發生這種現象。當年，非雷鳴時期發生落雷現象後不久，民眾叛亂四起，終至滅國。此記載於《洪範五行傳》中。

中國人認為，上天用雷擊的方式懲罰惡人，學習咒術者違反規定也必遭受雷擊，實際符咒法中就有五雷法，用以對付惡人。

五雷法是道教中的一部分符咒，在宋代開始普通流行。雷部諸神將或稱元帥，或稱天君，均是受太乙節制。在宋代民間傳說中的雷神，因數名同時出現，所以才有雷部的稱謂。

至明代，形成了固定的雷部眾神體系，如雷公、電母、風伯、雨師，以及鄭、辛、張、陶、龐、劉、荀、畢等元帥，不僅執役於雷部，亦為玉帝守衛天門。

雲也代表一種徵兆，聖賢之家總有五色雲聚集。據傳漢朝開國君主劉邦的頭頂上，經常出現龍虎狀雲朵。

現代社會，雲最常被拿來做為預測地震的徵兆，日本阪神大地震的時候，天空就出現奇怪的地震雲。

除此之外，雨、雲、雹都留下許多占卜記錄，本書舉二個有關霧、虹的例子。

霧是指在接近地球表面的大氣中懸浮的由小水滴或冰晶組成的水氣凝結物。道家謂，霧是陰陽氣交會所形成，氣順為風，氣亂成霧，有叛亂者出現時，會發生黃霧現象。

中國的二十四史之一《晉書》，記錄大寧元年（西元三二三年）發生黃霧，同時王敦叛亂奪位。

《望氣經》記載，出現紅霧發生戰爭，出現藍霧發生災害疫病。總而言之，只要出現異常霧景象，即象徵世界發生變異。

虹是光學有關的自然現象，太陽射光入地球大氣的濕氣，水滴將光折射成光

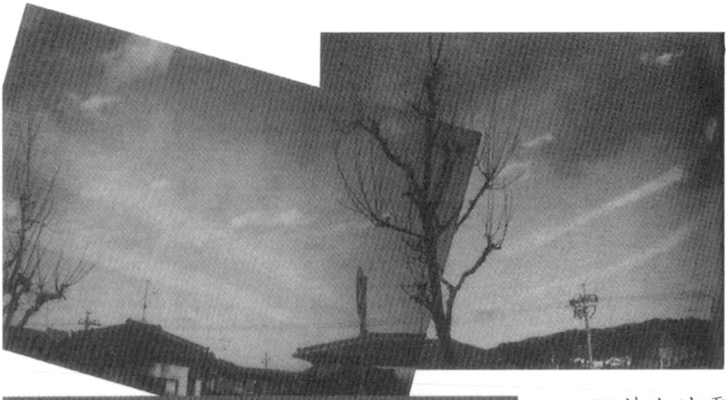

阪神大地震前一天，1995年1月16日拍攝到的地震雲。從左右往照片的中央延伸共計4條帶狀雲。

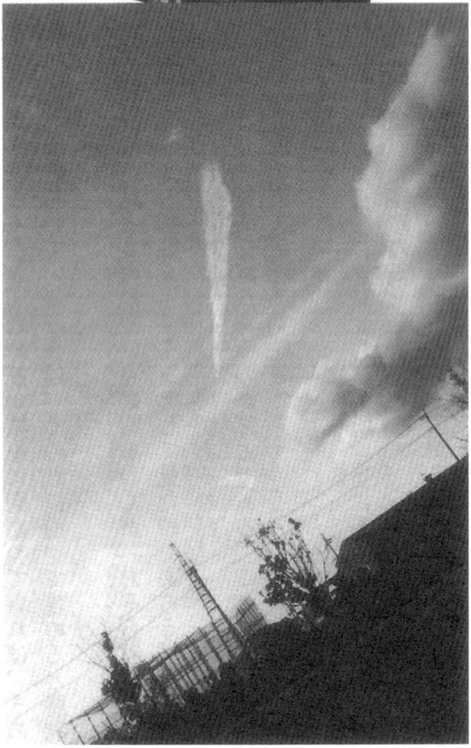

1月10日午後出現的地震雲，1字形長條雲下方，見到7字形的白雲。果然17日發生災情空前慘重的大地震。

譜。看起來就像彩色拱形，外紅內紫，所以又叫做彩虹。道家比喻虹是陰陽氣混亂交合，象徵後宮淫亂狀態。也有認為虹是武力戰爭的重要預兆。

《雜兵書》如此記載。

——日暈有白虹貫內出外者，從所止戰勝。攻城，有虹從南方入城中者，從虹攻之勝。白虹繞城不匝，從虹所在擊之勝。

或許經驗豐富的軍師，能夠透過天際的日暈，判斷當時氣的狀態。

在氣象的徵兆當中，最神秘的是氣占，藉由看不見的氣判斷未來。

例如，唐朝李淳風所撰天文氣象奇書《乙巳占》有以下記載。

「凡天子氣，內赤外黃，正四方，所發之處當有王者。若天子欲有遊往處，其地亦先發此氣。」

——天子之氣，內側為紅色，外側為黃色，廣及四方。發生此氣之處，必有天子在，如果天子欲前往某處，當地事前便可見到此氣象。

這完全屬於察氣法。

再看一些《乙巳占》的記載。

「夜黑氣出，上有赤氣臨我軍上，敵強我弱，弱能破強，小能擊大。大戰大勝，小戰小勝。」

——夜裡看見黑氣，我軍上空有紅氣，象徵敵強我弱，也能以小搏大，戰勝敵軍。

「赤氣在城上，黃氣四面繞之，城中大將死，城降。或城上有赤氣如飛鳥，急攻之，可破。」

——紅色氣在城上，黃色氣圍城，表示城中大將死，城滅。城中產生氣，上空看見紅色如飛鳥之氣，表示葬城。

以上全是察氣法的運用，範圍非常廣泛。

「金銀之氣，出高山巔。金礦色黃，氣如圓鏡……銀礦白銳，素霧彌天。」

——山頂冒出金銀之氣，金礦的顏色是黃色，其氣有如圓鏡，……銀礦是白色，其氣如白霧飄散於空中。

氣也利用在礦物資源的探索方面，事實上，現在中國也有人利用氣功進行地底資源調查。

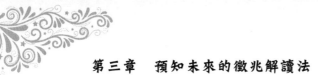

有關個人的種種徵兆

古代中國將人與天的徵兆看得很密切，稱為「天人感應」。有關個人的徵兆，通常不是看天象，大多以別種型態呈現。

《玉匣記》是集各類占卜術的代表作，亦稱之為《玉匣記通書》。一般假託諸葛亮、鬼谷子、張天師、李淳風、周公、袁天罡等先賢之名而作。

晉朝人許遜（真君）得其妙要，傳錄於世，後人或有增補，進而衍生出許多不同版本，其內容包羅萬象，從祭祀、嫁娶、赴任、出行、開張、耕種、眼跳、耳鳴、占夢、秤骨，甚至是相貓納犬等，各種奇奇怪怪的占卜之術，均能在其中找到相關資料。

占卜書《玉匣記》介紹許多好例子。最知名的則是號稱帝王之學的《奇門遁甲全書》，以下介紹二例。

「天蓬值子時，主有雞鳴犬吠，宿鳥鬧林，或有鳥自北方爭鬪飛來。作用後缺唇人至，六十日後應雞生肉卵，主口舌官訟、退財凶。」

——子時向天蓬星的方位，出現雞鳴狗吠，林中鳥叫，或者鳥從北方爭相飛來。之後沒有嘴唇的人到來，六十日內必定出現這種結果。雞生下肉塊般的蛋，象徵官司、破財。

奇門遁甲為中國神祕學中預測學的一個特有門類。以乙、丙、丁稱為三奇；以休、生、傷、杜、景、死、驚、開稱為八門，故名「奇門」。天干中「甲」最尊貴而不顯露，六甲常隱藏於「戊、己、庚、辛、壬、癸」六儀之內，三奇六儀分布九宮，而甲部獨占一宮，故名遁甲。

以下簡單介紹「遁甲」。

首先，將十干、八門、九星、八神、九宮等要素，按照年月日時配置在八方位盤，占卜方位的吉凶。

遁甲要素一覽

● 十干↓甲、乙、丙、丁、戊、己、庚、辛、壬、癸。

●八門→休門、生門、傷門、杜門、景門、死門、驚門、開門。

●九星→天蓬星、天芮星、天衝星、天輔星、天禽星、天心星、天柱星、天任星、天英星。

●八神→直符、螣蛇、六合、勾陳、朱雀、太陰、九地、九天。

●九宮→一白、二黑、三碧、四綠、五黃、六白、七赤、八白、九紫。

天蓬星屬於當中的九星，子時（二十三時～一時）向著它出現的方位，便能夠看見文中提到的徵兆，導出破財的結論。再舉一例。

「天蓬值辰時，東北樹倒人迷，鼓聲四起，女人著紅衣至，烏鵲遶繞，賊劫財，六十日有風人到，後生貴子大發財。」

——辰時向天蓬星的方位，出現東北方的樹木倒塌傷人，四處聽見大鼓聲，接著，穿紅衣服的女人（喪禮的裝扮）到來。之後，烏鵲繞屋鳴叫，家裡熱鬧遭竊賊。六十天內，腳有疾病者來叩頭。三年內生貴子得幸福。

總而言之，某個時辰值某個九星方位，便會出現預測的徵兆。

實際上真會發生如此情景嗎？可以從二方面解釋。

九星與北斗七星的對應

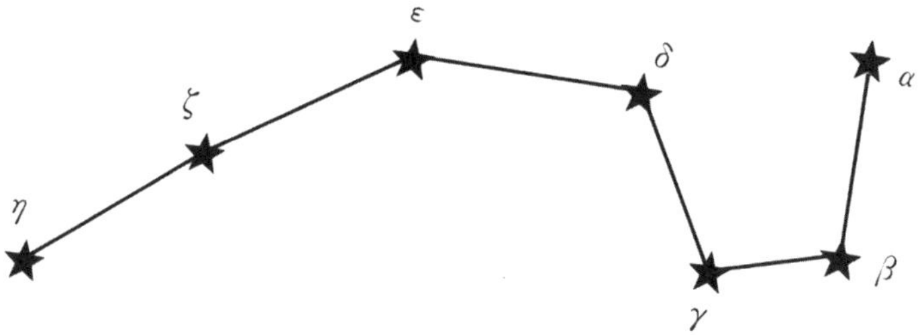

天任星及天英星是虛星，不是實際的星。天任星是陪伴在天心星旁邊的輔星。

希臘文字	學名	九　星	中國名		
α	alpha	天蓬星	貪狼	天樞	魁
β	beta	天芮星	巨門	天施	
γ	gamma	天衝星	祿存	天機	
δ	delta	天輔星	文曲	天權	杓
ε	upsilon	天禽星	廉貞	玉衡	
ζ	zeta	天心星	武曲	開陽	
η	eta	天柱星	破軍	搖光	

首先從占術解釋，將甲乙丙丁等遁甲要素簡單化，解讀徵兆。則鳥雞為十二支的酉（五行的金）、狗為戌（五行的金與土）、北方為五行的水。這種占卜用語隱含的意義，非一般人所能了解。

另外一種解釋為實際出現文中現象。例如，辰時朝著天蓬星的方位，真的遇見穿紅衣服的女性。

究竟哪一種解釋才正確？我認為關鍵在以下部

分。

有人認為遁甲九星是虛擬的星，實際上它是對應北斗七星。至於九星如何對應七星，請參考前頁的對應圖。

其中，天蓬星是北斗七星柄勺部分的第一顆星，現代天文學稱為大熊座的 α 星，中國古代稱為貪狼星。換言之，遁甲占術裡的星並非虛擬，而是實際出現的星辰。

遁甲所說的九星徵兆，就是當北斗七星出現的時候，α 星的方位正好在子時（二十三～一時）……，這是很實際的景象。

我個人認為兩種解釋都正確，可以用純占術解讀，也可以說實際會遇見占術書敘述的徵兆，只不過是從不同的立場表現相同的現象。

出現相同的占卜卦，為什麼有人能夠遇見占卜書敘述的徵兆，有人卻無法遇見呢？

我認為是個人敏感度不同，敏感的人比較容易看見實際的景象。

以本書的例子，當時機正確，敏感的人應該能夠看見真正的鳥，我就有幾次實際看見徵兆的體驗，因此對於因果關係準確度之高，啞口無言。

敏感度不高的人，雖然遺憾無法實際看見徵兆，但是利用遁甲占術也能夠引導出相同的結果。

書本上的徵兆遍及人、動物、植物、物品等天地萬物，實在很難一一說明某種場合應該如何。

學習方法之一是，邊看書邊配合例子學習。但中國古書艱深難懂，光是讀書就已經不容易了，更遑論應用。

另一個方法是捨棄書本，經常觀察眼前發生的現象，練習解讀徵兆，用實際例子累積經驗。但入門者一開始無法掌握技巧，進步有限。

本書採取折衷方式，初期階段從原文書挑選一些例子，說明解讀徵兆的方法。掌握訣竅之後，便進入不使用資料的技巧階段。

從常識性的徵兆入門

首先從外行人也了解的基本常識徵兆開始說明。這是中國最早的結合天文、氣象、物候知識指導農事活動的曆法。預告季節的徵兆，稱為七十二候。

季節除了春夏秋冬以外，還有大家耳熟能詳的立春、夏至、冬至、芒種等。

立春指太陽到達黃經三一五度時，是從農業的立場，告訴大家春天來了，大約在國曆的二月四日。

芒種的芒是穗頭，指稻麥，預告天氣要開始「炎熱」，播種的時間到了，大約在國曆的六月五～七日。

冬至的「至」是到來的意思，代表北半球的冬天真正來臨。冬至大約在國曆十二月二十一日或二十二日，冬至之後，日光照射逐漸北移，白天就越來越長，黑夜也越來越短。

●**二十四節氣**：立春、雨水、驚蟄、春分、清明、穀雨、立夏、小滿、芒種、夏至、小暑、大暑、立秋、處暑、白露、秋分、寒露、霜降、立冬、小雪、大雪、冬至、小寒、大寒。

每個節氣再細分為三部分，就是七十二候。有關季節的各種徵兆，按照二十四節氣記錄得非常詳細。舉幾個例子。

立春期間的三種徵兆：

● **東風解凍**：東風吹來，寒冰解凍，大地又呈現一片朝氣蓬勃的景象。指立春開始到第五天左右這段期間。東風是預告春天來了的風。

● **蟄蟲始振**：冬天蟄伏的蟲兒開始鑽出來蠕動。大約從立春算起十天以後。

● **魚上冰**：寒冰融化，看見水裡的魚兒游動。大約從立春算起第十五天以後。

雨水期間（國曆二月二十～二十一左右）的三種徵兆：

● **獺祭魚**：這時候海獺會捕魚排在陸地上，看起來像祭祀的模樣。大約從雨水算起五天期間看得到此情景。

● **鴻雁來**：秋天飛走的鴻雁成群歸來。鴻是大雁，雁是普通的雁。雨水開始十天以後會飛回來。

● **草木萌動**：草木發芽。常見於雨水開始十五天以後。

這些現象每年都會發生，站在預測未來的立場看這些理所當然的事情，沒有什麼意思。

但初學者可以累積這些徵兆的樣本，做為自己判斷的資訊根據。

大地震前動物的奇妙行動

再舉一些和氣有關的徵兆，現在中國利用此來預測地震，引起世界各國學者的興趣。

一般國家只利用科學的偵測儀之類的機器預測地震，但中國利用動物、植物、昆蟲等生物，甚至奇怪的雲、光等預測地震。

他們仔細觀察、記錄，並且配合機器的資料做出地震預報，結果相當正確，數度將地震災害降至最低限度。

雖說準確度高，卻也不是百發百中，一九七六年七月發生在唐山的直下型地震，徵兆與預報脫勾，造成約二十四萬人死亡，七十萬人受傷的慘劇。

此次地震相關的徵兆報告不少，我從龐大的資料當中擷取一部分，當成學習徵兆的範本，詳細說明。

首先是地震前動物們奇怪的行動為例。動物們彷彿有某種特殊的預知能力，在地震前會出現各種怪異的行動。

●大量魚群浮上海面

根據北戴河附近居民的說法，一九七六年唐山地震前，附近的海螺、鱸魚、鱸魚都出現了奇怪的行動。他們大量翻白肚浮上水面游泳，輕易即可捕獲。岐口河的水門附近，小孩拿著小魚網，二~三小時便捕撈到數公斤魚貨。漁船行駛海面上，在船頭經常目擊魚群緩慢游動。

大地震前夕，魚群的行動都很怪異。

●大群蟲兒飛來飛去

唐山地震前幾天，遷安縣有人目擊，大群紅蜻蜓自東向西飛，其中一群的寬度達一百公尺，看起來彷彿浮在空中的狀態，飛行時間長達十多分鐘。

南天津大沽口「長湖號」的船員敘述目擊實況……七月二十七日，聽見我們漁船四周傳來嗡……嗡……空氣震動的聲音，仔細一看，一大群蜻蜓從遠處飛過來，不一會兒，整艘船都被蜻蜓覆蓋，幾乎看不見船身。

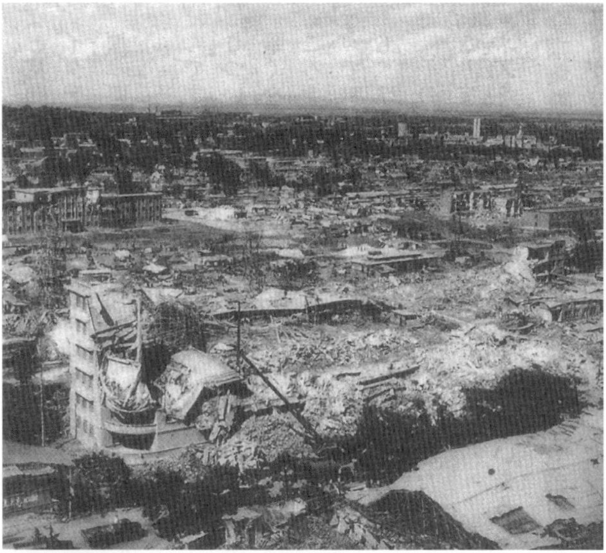

一九七六年七月二十八日發生於河北省的唐山大地震，造成史上罕見的重大災情，死亡人數高達二十四萬人。照片為化成瓦礫堆的唐山市樣貌。事實上，地震前出現許多奇妙的現象。

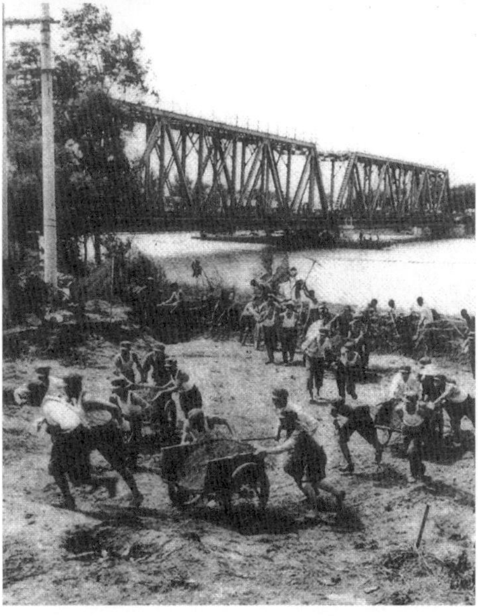

解放軍進行受損鐵道的修復作業。

接著，船上又出現騷動，這次是一大群顏色漂亮的蝴蝶飛過來。緊接著，蝗蟲、黑色的蟬也整群停留在船上。麻雀、不知名的鳥類也飛過來棲息。最後，黃色花紋的鸚鵡呆然地停留在船尾。奇怪的是，牠們面對飼料卻一動也不動。

●動物在危急時刻不吃飼料

這類報告為數不少，我介紹其中二～三例。

河北省東光縣城關鄉龐先生描述：我有一隻大鵝，從唐山大地震前二天開始，完全不吃東西，而且一直黏在我身邊，偶爾拍翅顯示不安的模樣，大家看到牠的樣子都覺得奇怪……。

豐南縣夸子莊鄉的飼育員李先生描述：每當我餵馬、驢、騾的時候，牠們總是爭相吃飼料，但唐山大地震前完全不同，牠們不但不吃飼料，還猛踢飼料槽，我乾脆移走飼料槽，結果牠們用腳猛掘地面，後來全都一股腦兒地往外跑，接著地震就發生了……。

●鼬鼠想搬家

攘寧縣墳坨鄉徐莊徐先生敘述：鼬鼠是夜行動物，但七月二十五日這一天上午，我看見大約百來隻鼬鼠慌張地移動。大隻的看起來像飯糰，小隻的攀附在大隻的背上，慌張的爬出洞穴，往村內某處移動。

到了天黑，還看見十隻左右的鼬鼠，在村裡的核桃木周圍亂竄，有五隻衝撞核桃木，發出悲鳴而死。

到了二十六、二十七日，整群開始往村外移動，不知要逃去哪裡。我看牠們慌亂的樣子，內心也感覺不安，似乎要發生什麼事情……。

●老鼠好像預感大地震

灤南縣奔城鄉王東莊王先生敘述：七月二十七日，我看見棉花田裏出現不計其數的老鼠慌張地鑽動，母鼠叼著幼鼠，幼鼠之間啣著尾巴，像串珠的狀態奔跑，看見此情景的人，有些說老鼠被追殺，有人說可能洪水將至，老鼠怕淹水，所以趕忙搬家。

●燕子逃離巢臼

唐山地區遷安縣平村鎮張先生敘述：地震前，我家屋簷下有一個燕子巢，平日母燕總是覓食回巢餵食幼燕，七月二十七，我看見母燕口中啣著幼燕，急忙飛離巢臼。

唐山南寧河縣潘莊鄉西塘村村民敘述：隔壁屋簷下有一個燕巢，七月二十七日母燕將二隻幼燕趕出巢臼，屋主看了於心不忍，將幼燕送回巢臼，母燕再度將幼燕趕出巢臼……。

●蝙蝠在白晝飛來飛去

河北唐山工程師技術學院教員李先生敘述：七月二十七日，我參加唐山市鄭莊子鄉的夏季收割，小代莊村的民兵營長指著成串的蝙蝠讓我看，大約十來隻吧！我說：「蝙蝠會吃害蟲，對我們有益處，我們不要干擾牠們。」營長感嘆道：「是啊！只是奇怪，蝙蝠怎麼在大白天整群飛出來。」

●金魚整晚亂游

唐山汽車工廠保安科李先生敘述：七月二十七日晚上回到家已經十二點多了，梳洗完畢立刻就寢，看時鐘是十二點四十分。不一會兒聽見屋外雞舍傳來刺耳的鳴叫聲，心想莫非鼬鼠來捉雞，於是拿著手電筒走向屋外，才走到大門處又聽見啵啵啵的水聲。

我用手電筒照魚缸，看見金魚翻肚在魚缸裡亂游，從來沒見過這樣的景象，我再次看時鐘，二點五分。

這時候我只因為金魚的怪異行動覺得不舒服，完全沒想到將發生地震之類的事情。飼養金魚多年，未曾看過這種景象。回到屋內，妻子也爬起床，我告訴她目睹的情景，她也心神不寧的感覺不解。

我熄燈準備就寢已經是二點四十分了。當內心還在撲通撲通跳的時候，突然颳起大風，瞬間地面像波浪一般劇烈搖晃，牆壁、天花板崩塌，屋內所有物品四散，當然我們也來不急逃生，只是本能的雙手抱頭。

房屋完全毀壞，慶幸性命無恙。

●騾子大逃亡

老王莊鄉王先生敘述：地震發生前，七月二十八日凌晨，我所飼養的八匹騾子異常躁動，亂跳亂鬧，還不時發出悲鳴聲，我當牠們在撒嬌，試著安撫並餵食，但牠們完全沒有安靜下來，飼料一口都沒吃，即使鞭打也無效。

地震前四十分鐘左右，五匹騾子掙脫繩索逃出去，我外出找騾子時遇到地震，因此躲過一劫，可憐被拴住的三匹騾子，就這樣被建築物壓死了。

以上是有關唐山地震，動物們奇怪的行動（龐大報告中的一小部分），依時間排序大致如下。

●唐山地震之前

海螺、鯰魚、鱸魚等魚類，腹部浮在水面上游動。

●唐山地震稍早

大群紅蜻蜓自東向西飛。

●七月二十五日

白天，約一百隻鼬鼠慌張地遷移。母燕趕幼燕出巢。

●七月二十六日（二十七日也一樣）

鼬鼠開始往村外移動，逃跑。

●七月二十七日（地震前一天）

成群蜻蜓、蝴蝶、蟬、麻雀等鳥類，從遠方飛來停在船隻上。

棉花田出現不計其數的老鼠成群移動。

母燕啣著幼燕飛離巢臼。

蝙蝠在白天飛出來。

夜晚，金魚胡亂游動。

●七月二十八日（地震當天）

凌晨，八匹騾子躁動不聽話。

這些動物的異常行動，在在顯示有什麼不尋常的事情將發生，可以解讀為地震的徵兆。由此可知徵兆的大概模式。

大地震時出現的怪光

除了動物以外，自然界在大地震之際，也會出現各種異常現象。例如，乾涸深井水位改變、乾涸的油田冒出油、不曾有水的地方湧出水來等，唐山大地震也出現大地變異的徵兆。這些都是預告地震發生的重要資訊（徵兆），統稱為宏觀異常現象。

其中最令研究者感興趣的是出現怪光，大地震前和大地震前後餘震之際，都頻繁出現怪光。

除了出現最頻繁的鮮明白色光，也有紅、紫、藍、黃等各種顏色的光。形狀除了閃光，還有巨大的火球，目擊者眾多，以下介紹各類型例子。

●閃電般的閃光

鐵路唐山工務段作業員孫先生敘述：地震當日零時，我出外檢查，大約二時二十分來到華新道口附近，當天雲層很厚，天空一片黑暗。

我走到二六九公里處，眼前突然出現刺眼的光線，比閃電更強烈，時間也更長，同時還聽見「喀喀喀、喀喀喀」。

低沉的巨大聲音，前後三～四次，接下來便發生大地震……。

●紫色光、紅色光球

唐山電廠圖書館劉先生敘述：七月二十七日白天，我出門上班的時候，發現家中水井的水位特別高，以前曾經聽說，地震時會出現這種現象，我心頭一驚，莫非要發生大地震了？

七月二十八日上午三時三十分左右，我起床到客廳喝水，不經意地瞥見外頭出現紫色亮光照射地面，隨即又變成橘色光。

返回房間才剛躺下，便聽見飛機低空盤旋的巨大聲響，窗外白色亮光穿透玻璃照進房內，接著開始劇烈搖晃。

地震發生之際，看見位於市中心的鳳凰山北側，出現夕陽般的巨大紅色光球，隨即又消失不見……。

●放射出紫、黃色的閃光

市郊外礦山鑽井工作人員敘述：地震前一刻，聽見唐山市方向傳來噠噠噠，柴油機引擎般的聲音。突然，城市上空出現鮮明的巨大閃光，同時放射出紫色、黃色的光芒。

接著地表發出哀鳴，開始天搖地動。

●紅色大火球慢慢從上空飛過

唐山市路南區清掃站女性作業員劉小姐敘述：七月二十八日值夜班，當天工作範圍是小山東口到勝利橋。當天非常悶熱，我們個個低頭認真工作。

大約凌晨一時，清掃到勝利橋，感覺周圍瀰漫霧氣，感覺快要下雨了，大家都不敢休息，想趕快完成工作。

大約三時結束工作，整理完畢準備返家。我們走到復興路旅館前，突然從西北方吹來冷風，同時聽見轟天巨響。

大家都覺得害怕。

回頭看，只見巨大紅色光球從西北方往東南方慢慢地飛過去，光球亮得刺眼，甚至照亮周圍，緊接著地面搖晃壟起……。

●海上出現一條龍似的光帶

秦皇島和北戴河附近的居民敘述：唐山地震前後，海上數度發生異常發光現象。

秦皇島海洋站報告：唐山地震前自一九七六年七月以後，出現過S1級海水發光和極罕見的S3級光。唐山地震前夜，清楚看見S3級光。一九七六年八月下旬（地震後），因為餘震的關係，出現四次海水發光。

潛水員的報告：地震前七月二十七日傍晚，我在這附近潛水，發現海面下出現奇妙的景象，那是看不見盡頭的光帶，有如在海底翻騰的龍……。

●照不出影子的光

這是大地震之後看見的光，讓人感覺不太舒服，雖然不是預測的徵兆，也想介紹給大家了解。

灤縣商家林鄉周邊的居民敘述：唐山大地震之後的餘震，這一帶也搖得兇，並且出現奇怪的光。

數百位居民在中學校長的帶領下，到鳳凰山上避難，結果大家看見顏色鮮明的白色光。明亮的光照亮四周，彷彿白晝，建築物、道路、樹木、山河清晰可見。令人納悶的是，被光照射的人、樹木、建築物等都沒有影子，白色光大約持續三十分鐘，隨即又發生地震。

以上是唐山大地震時出現怪光的目擊者報告。這種現象也出現在日本的阪神大地震，有許多民眾目擊，以下介紹幾個例子。

毀壞的高速公路上，一張懸掛於半空中的觀光巴士照片備受矚目，在巴士上奮戰到最後一刻的駕駛福本良夫敘述：「我永遠忘不了那瞬間的情景，前方突然出現強烈閃光，瞬間道路劇烈搖晃，好像方向盤被握住那樣猛烈搖晃，我只能一股腦兒地踩剎車。」

車上準備交接的另外一名駕駛員安井義政也看見強光。

「瞬間看見強烈閃光，緊接著無預警的劇烈搖晃，心想可能沒命了。道路塌陷的瞬間，我看見前方五十～六十公尺處，一輛白色轎車從翻過來的屋頂上摔下去……」

駕駛自用車往神戶方向的大阪富田林市巽紀元先生敘述：「我正感覺車子怎麼浮了起來，隨即發生劇烈的左搖右晃，南方天空出現閃電般的光，旁邊就是一輛大卡車，我努力避免和它碰撞。」

地震發生前五分鐘，在神戶人工島上工作的工人A先生也表示，看見南方出現閃電光。

「回頭看六甲山，稜線被紅色光照得非常清楚。」

明石線船班剪票員中元健二敘述：「看見松帆到舞子一整片瓦斯燃燒的藍光。」

同事船員則有不同的報告。

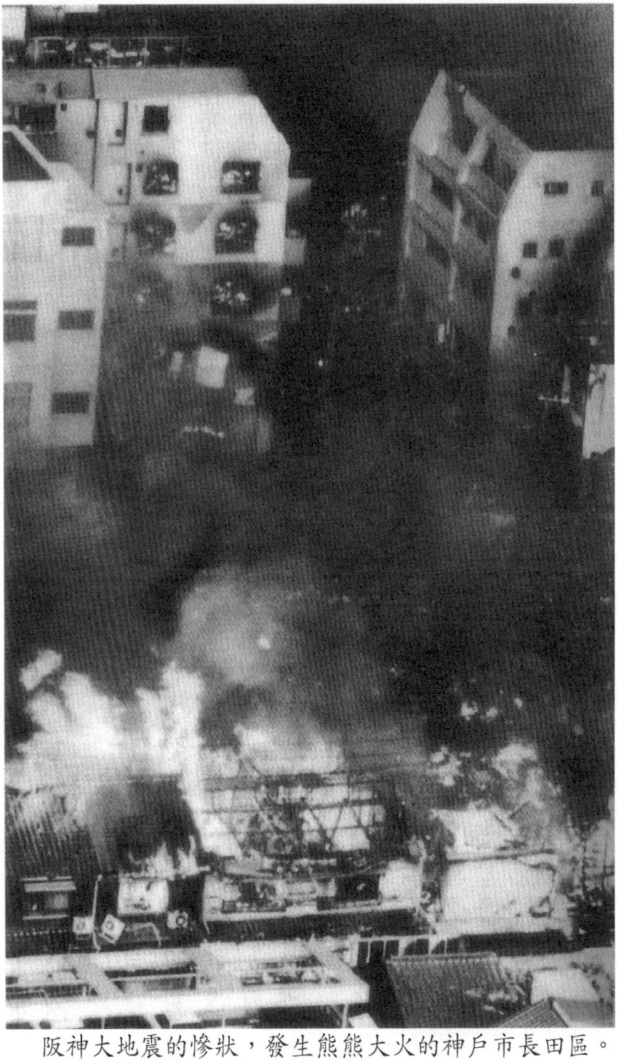

阪神大地震的慘狀，發生熊熊大火的神戶市長田區。此地震造成許多傷亡，至今對於地震仍然缺乏決定性的預知方法。

「是從海面到天空，像打雷時一樣的閃電光。」

這些怪光好像都出現於地震當下或前一刻。

較早一九四四年東南海地震有報告，「地震前二十小時，出現橘紅色的光球像大鳥飛翔一般」。這個發光現象的時間就比較早。

無論如何，發明察氣術的中國人，現在還是利用這種獨特的方法預測地震，這些技巧和先前提到的天體觀測，合稱為觀天望氣。

非超能力者也能夠預知大地震

雖然出現各種徵兆，國家卻沒能預測出的唐山大地震，事實上是有人感應到了。但是屈指可數的個案，無法和預測連結。我整理了幾個神秘的案例。

沒有超能力，卻因為奇妙的預感而逃離災區的卡車駕駛的經歷。

一輛滿載貨物的卡車，在大地震發生的前一晚進入唐山市，開了一整天車，駕駛和助手都很疲累。當晚他們決定夜宿唐山市，盥洗完畢立即就寢。

這一晚天氣悶熱，很像颱風將要來臨。助手累得倒床便睡，但駕駛怎麼也睡不著。

一個人悶悶的吸著菸，黑暗中盯著香菸的紅色火點，愈來愈感覺不安，終於無法忍耐，熄菸叫醒熟睡中的助手。

「起床，立刻出發！」

好夢正甜的助手睡眼惺忪問：「天亮了嗎？」

「還沒，但我們立刻起程！」

駕駛俐落地回答。

助手點起一根菸喃喃地抱怨，駕駛敲了一下他的頭，自顧自的換好衣服往外走。聽見引擎聲，助手也趕忙跳上車。

轟隆轟隆的引擎聲加足馬力離開唐山市區。車子跑了二小時，到達安全範圍之際，唐山市發生空前的直下型大地震，唐山街道完全瓦解……。

再介紹一位住在唐山市郊的七十歲阿婆，也完全沒有超能力，卻能夠預感地震。

阿婆在地震發生前十多個小時，開始感覺莫名的不安，覺得天地要顛倒過來了。這年紀的人沒受教育，對地震也沒概念，所以用天地顛倒來表現。

她去生產大隊黨分部向書記報告。

「今天夜裏會發生大事，天地顛倒，死傷慘重，叫大家不要在家睡覺，一定要出外避難。」

書記聽了，大聲斥責阿婆胡言亂語瞎說。

「現在是科學時代，妳還活在封建時代的迷信世界，我看是妳自己要大難臨頭吧！」

阿婆即使遭受責罵，仍然反覆不斷苦苦哀求。

「我活了一大把年紀，從來沒說過謊話，今夜真的會天地顛倒。村裡沒有人相信我說的話，至少妳聽我一次吧！今晚逃到別處去住，明天就來不及了。」

書記雖然覺得阿婆胡言亂語，但看在她上了年紀又如此誠懇的份上，當晚全家人到外面過夜。

阿婆接著又去找大隊長，同樣苦苦哀求。

隔天凌晨，真的發生死傷慘重的大地震，全村只有三戶人家毫髮無傷，阿婆、書記、大隊長三家……。

目前無人能解釋這種神秘的直覺，大概可以看成偶然間靈光乍現掌握到某種徵兆吧！

雖說是偶然，但我認為他們的能力和氣功專家相近，當災難來臨時，一部分人的確能夠發揮這種能力。

一般人在危急之際尚且如此，每日認真鍛鍊的氣功家們當然更容易發揮這種能力。

有一段時間，我對地震特別有興趣，常常在地震發生前便能掌握某些訊息。

當時東京周邊經常發生地震，有一次我搭乘地鐵日比谷線時，遇到五級地震，受困列車內進退兩難。

由於搖晃太厲害，我一整天都意識地震，感覺將有大震災發生。約莫一個月後的某夜，我縮在被窩裡，突然感覺腳底有熱塊向頭部竄，接著遍佈全身。

「這是怎麼一回事？」心裡才思考著，馬上開始嘎啦嘎啦的搖晃起來。後來，每當地震發生前，我都有相同的體驗。

只要持續氣的訓練，隨時保持意識，相信一定能夠擁有預知能力。

從氣的預知立場來看，將意識集中在有興趣或關心的領域、現象上，潛在的預知能力就能夠被激發出來。

徵兆與資訊有何不同？

古代所謂的徵兆就是「跡象」，可以視為現代的資訊，但兩者又不全然相等。資訊屬於客觀的要素。

例如，「西方天空雲層很厚」「出現月暈」「燕子低飛」「神經痛」等等，利用這些具體的現象，判斷明天應該會下雨天。

「西方天空雲層很厚」指天氣受來自中國的低氣壓所左右。

「出現月暈」是空氣中的冰結晶使光折射產生，代表低氣壓到來。

受到冰晶折射而形成的彩色光圈，彩色排列順序內紅外紫。出現在太陽周圍的光圈叫日暈；出線在月亮周圍的光圈叫月暈。

月暈多半是從月亮中心視半徑二十二度附近，形成一個小圈圈，出現月暈約莫半日，低氣壓將至。

最大的月暈形成於從月亮中心視半徑四十六度附近，低氣壓大約一天將至。

「燕子低飛」是因為低氣壓將至，蟲兒低飛，所以吃蟲的燕子也低飛。

「神經痛」，關節不好的人，遇到濕度高的寒冷天氣，症狀容易惡化。

「快要下雨時，氣壓降低，濕度加大，身體內多餘的水分自動滲出，導致尿量增多，關節病變者不能及時排出細胞中的體液，致使病變部位的細胞壓力比周圍正常組織高，就會引起脹痛的感覺。」

這是醫學上有關於關節痛的原因說明。

綜合整理後能夠了解，將每一個片段的資訊串連起來，便浮現出事件的整體輪廓。

徵兆又是什麼?事實上，和資訊群沒有太大的差異。

剛剛提到的所有資訊，西方天空有雲、出現月暈、燕子低飛、神經痛等等，要說這些是徵兆也沒有錯。

那麼，可以說徵兆等於資訊嗎？其實又不全然相等。以我的經驗，最大的差別在於徵兆伴隨著某種「實感」。也就是腦海裡突然出現的「靈感」。

曾經有一位知名的氣象專家，很喜歡盯著溫度計、濕度計看，並且預測天氣狀況。後來，他即使不看溫度計、濕度計，也能夠單憑身體的感覺，正確預測天氣。

根據他的說法，下雨前身體感覺特別沉重，晴天則身體感覺清爽。實際上的感覺也許更複雜，但身體就是能夠感覺出晴天、陰天或雨天。

從這個例子可以了解，徵兆就是某種真實的體驗、確信，資訊則是平等看待各項客觀的要素。

有些人在股市、匯市、牌桌上等場合很容易贏，用客觀的角度看，勝負的機率是平等的，怎麼可能一直贏呢？事實上，我就是屬於這一類的人。

容易贏和機率毫無關係，我自認沒什麼才幹，有人問我「為什麼總是贏」，

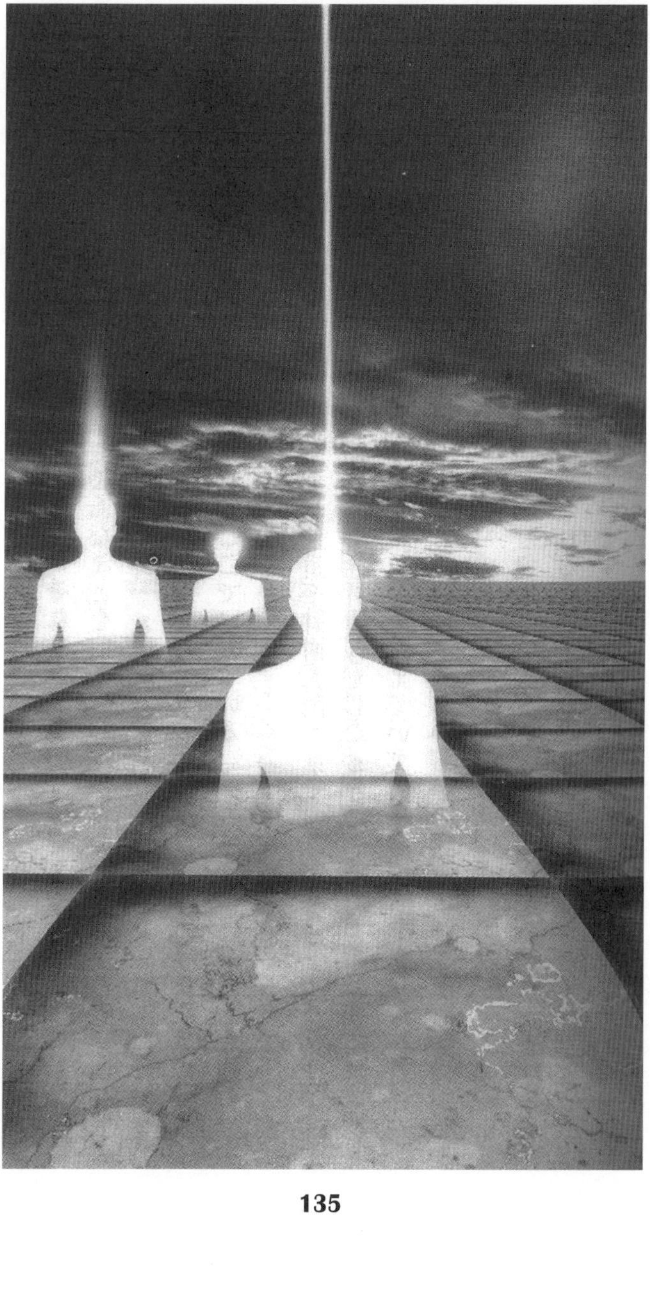

其實答案很簡單。

買股票會賺錢的人，多半看了曲線圖或公司的營收報告，就有靈感「這支股票會漲」。然而一旦個人有一點誤判，將會帶來無可挽回的損失。

打牌容易贏的人，拿到牌的時候會閃過一個「機會來了」念頭。

當然，外行人無法達到這種境界，要在牌桌或股匯市致勝，前提必須熟悉麻將遊戲，或具備股匯市場基本知識，再加上獨特的靈感……，否則好像不容易獲勝。也許這就是我所謂「氣的感覺」。

總而言之，資訊是單純客觀的事實，徵兆是伴隨著靈感的資訊。

那麼，如何掌握「靈感」呢？以下介紹幾個適合初學者的技巧。

適合初學著的解讀徵兆的技巧

事實上，各個領域掌握徵兆的技巧並不相同，天象、氣象、人象各有其獨自的技巧和訣竅，沒有共通點，只就個人的經驗，提供幾個技巧，供初學者參考。

分為幾乎不了解氣的感覺的人，以及某種程度了解氣的感覺的人，兩個不同層面進行說明。

完全掌握氣的感覺的人，可以直接跳到下一章。

幾乎不了解氣感覺的人掌握徵兆的技巧

既然談論的是「察氣的方法」，要對幾乎不了解氣的人，說明氣的感覺或掌握徵兆的技巧，似乎沒什麼意義，但從訓練方面來看，對未來一定有幫助，所以建議務必試試看，另一方面，也能夠提升氣的感覺。

以下分為「掌握個人相關的徵兆的方法」和「掌握團體（包含國家）相關的徵兆的方法」兩方面說明。

●掌握個人相關徵兆的方法

想要掌握徵兆，必須先習慣徵兆。最好的方法（對氣毫無感覺的人的前提）是每天寫日記。

不需要鉅細靡遺的流水帳，只要記錄當天周遭發生的事情當中，和平常不一

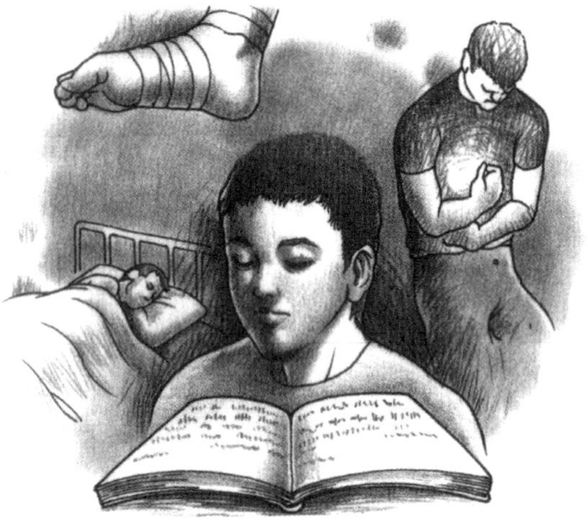

只記錄非經常性發生的事件

樣的部分即可。

以上班族為例，不用記錄通勤、飲食、公司工作內容、與家人相處情形等等，日常不變的事項。

胃痛、爬樓梯扭傷、工作出差錯……之類不常發生的事情，一切都必須記錄下來。

一個月之後回頭審視，持續一段時間之後，便能夠看出與自己相關的種種。如果中途發生重大事件，例如生病住院、因工作舉家搬遷等，自然而然便能夠了解來龍去脈。

本來不知道原因，但每天記錄的非日常性事件，均可視為預測事件的要素，久而久之，整件事情的輪廓就出來了。

當然，一～二個月的時間可能看不出什麼端倪，至少持續半年至一年，保證腦海會突然冒出什麼靈感。

●掌握團體（包含國家）相關的徵兆的方法

掌握團體徵兆的技巧和個人部分不太一樣，不是不能使用相同的方法，而是資訊量大到難以處理。

我想出利用氣象的技巧。不需要專門的天文學、氣象學知識，只要每天觀察記錄天候即可。施行方式如下。

每天看報記錄當天發生的事件，對國際新聞有興趣的人就只記錄國際新聞，對經濟有興趣的人就只記錄經濟新聞，對犯罪、事故有興趣的人就只記錄社會相關新聞。

一開始會因為記錄量過於龐大而失焦，所以先區分「國內」或「國外」，接著決定「政治、經濟」或「事故、事件」，例如「關於台灣的事故、事件」。

聚焦之後就邊看新聞邊記錄內容，並且記錄當天的晴、雨、陰等天氣狀況，

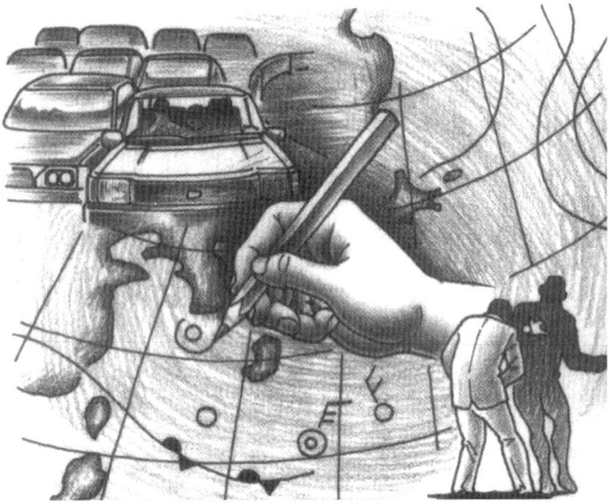

記錄政治、經濟或事故、事件的同時，也一起記錄天氣狀態。

氣壓、溫度、濕度、風力等具體描述。

持續記錄一段時間，應該會注意到，事故好像集中在某一段時期，配合天氣記錄，便能夠掌握兩者之間的關聯性。

當然，如同假日或上下班時間塞車，這種習慣性的人為因素和天候毫無因果關係，但偶然發生的非人為事件，多半與天候有著密切的關係。

例如，為什麼陰天容易塞車？雨天因為馬路濕滑容易塞車，但為什麼陰天容易塞車？（你也有這種經驗吧！）

我推測可能是受到低氣壓或陽光昏暗等天候的影響。天候因素讓人感覺心情沉重，連帶影響行動變得比較遲緩，駕駛行動放慢，造成車行受阻……。

美國（紐約哈萊姆區）、日本（東京清川、大阪愛鄰地區）曾經發生居民大暴動，我推測可能是酷夏悶熱的緣故，身體不適的時候，平日累積的不滿情緒會因為一點導火線而爆發出來。

如上所述，試著從因果關係解讀徵兆，雖然還有氣候以外的各種要素，但氣候佔有關鍵性的影響力，建議初學者從這個技巧入門練習。

某種程度了解氣的感覺的人掌握徵兆的技巧

有些人感覺到氣的存在，但對於徵兆，卻從來沒有一閃而過的經驗。

這類型的人不必每天記錄當天發生的事件，只要活用自己的氣的感覺即可。

具體方法如下：在每天發生的事件當中，針對與平常不同的事件，試著用身體感受，解讀自己的感覺，討厭、不安、舒暢……之類的感覺。

之後，沒發生類似事件也就罷了，萬一剛好又遇到類似的意外事件，不論是

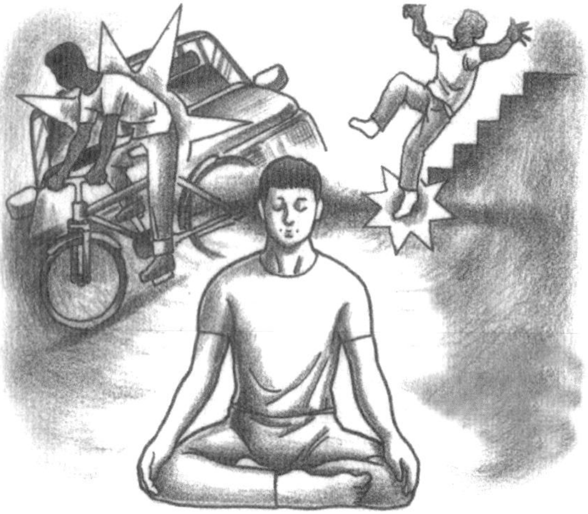

冥想的同時能夠了解體感及發生事件之間的關聯性。

立即發生或過一段時間才發生都可以，請努力回憶整個身體的感覺。

一開始可能零零散散的，無法將身體的感覺和意外事件連結在一起，經過持續不斷的練習之後，慢慢的就能夠掌握幾天前的某種感覺，和之後發生的某事件有關聯。

磨練這種感覺的最佳方法就是冥想，每天找一段時間冥想，讓腦子放空，應該就能夠感應到體感和意外事件的相關性。

冥想法是為了引出人類所擁有肉體和精神潛能的一種方法。無論是釋迦牟尼或基督，在他們所引出的

「悟」的背後，都有全身全靈的打入冥想法的事實。若想利用冥想法來引出你的潛能，請參閱另一著作《仙道冥想法》。

除此之外，也可以充分的利用夢境。記下夢境的內容，漸漸的會發現，當某種類型的夢境（真實的夢）出現的場合，一定會發生某種類型的事件。

夢對人類而言，可說是迷樣的領域。我們稱為覺醒的意思完全停止，在睡眠時間優游於這個世界，甚至在不知不覺中得到資訊和知識。不僅與我們日常生活有關，還可引導我們往未知的世界。

如欲詳細了解「夢」的世界，請參閱另著《改變你的夢入門》。

敏銳的人只需要幾個月，一般人大約半年至一年，必定能夠清楚的了解徵兆的意義。

一開始先解讀與自己有關的徵兆，習慣了以後再擴大到團體、社會。

已經熟練到此階段的人，便能夠順利的進入下一章更深入的技巧。但尚未充分掌握氣的感覺的人，先了解察氣法的想法，以及整個體系的來龍去脈之後，相信對於未來預知能力的開發也助益良多。

第四章

成功預知未來

——仙道的想法與秘傳技巧

察氣法最重要的四個要素

察氣法首重「氣」的感覺，正如第一章介紹的氣功專家，單純藉由「氣」的感覺預知未來。

但這非得要資質優秀的人才能夠達成，一般人只能豎白旗投降。為了彌補氣的感覺不足，必須熟悉、活用徵兆的解讀，否則無法預測未來。

因此，我根據自己的親身體驗，特地為初學者編撰附加技巧和訣竅，以利入門者掌握氣的感覺和徵兆。只要了解大致的內容，就有能力運用察氣法。

資質優秀者能夠因此更清楚的預知未來，所以也極力推薦。

首先談論察氣法最重要的四個要素，——資訊、關心、資質、氣。

不論掌握未來或解讀徵兆，這四項缺一不可。

①收集龐大的資訊：

龐大的資訊量有助於提升感覺，常識性的資訊即可，但一定要比一般人大量，否則用來做為徵兆依據的資訊本身都不夠了，如何串聯或解讀呢？

以打麻將為例，必須到達專家級的程度，吸收大量的知識，並且累積豐富的實戰經驗。

股票方面，除了每日注意股價的變化，還必須大量閱讀相關報章雜誌、專門書籍等等。

②關心的事件：

光靠豐富的知識無法培養感性，如同光看書本也不會料理、駕駛一樣。

不可能有人只看書本就成為麻將高手，但卻有不少人毫無相關知識或買賣經驗，便將錢財投入股海，交給他人代為操作，這樣非常危險，萬萬不可。沒有人會全心全意幫你賺錢，事實上，這樣做的結果往往血本無歸。

最佳方法是，經常和這方面的專家接觸，吸收其感性，耳濡目染以增加自己的功力。

不少人問我，有沒有不必如此麻煩的簡便技巧，我只能回答，覺得麻煩就認份的過日子吧！沒有躺著不動就能成功的人，想改變運氣只有靠自己努力，外加氣的感覺。

③天生資質：

這麼寫不夠謙虛，但事實的確如此。天生資質不足的人，必定缺乏敏感度。通常我們對於關心的事情都比較擅長，但偶爾也會面臨有興趣卻無能力的領域，這時候只好放棄這個領域。

例如，打麻將總是打不好的人，就是有興趣無天份，乾脆放棄吧！

每個人擅長的領域不同，一定要順著個性而為，才容易開花結果。有人適合機械操作、有人擅長植栽、有人專長垂釣，一定要認真找出最適合自己的領域，將天生資質發揚光大。

④強化氣的感覺：

這正是本書強調的部分，即使了解那是徵兆，也只是眼前的現象，必須運用強烈的氣來感應。

氣的感覺強弱差異很大，就實用的意義來看，些微的感覺根本派不上用場，必須加強訓練。

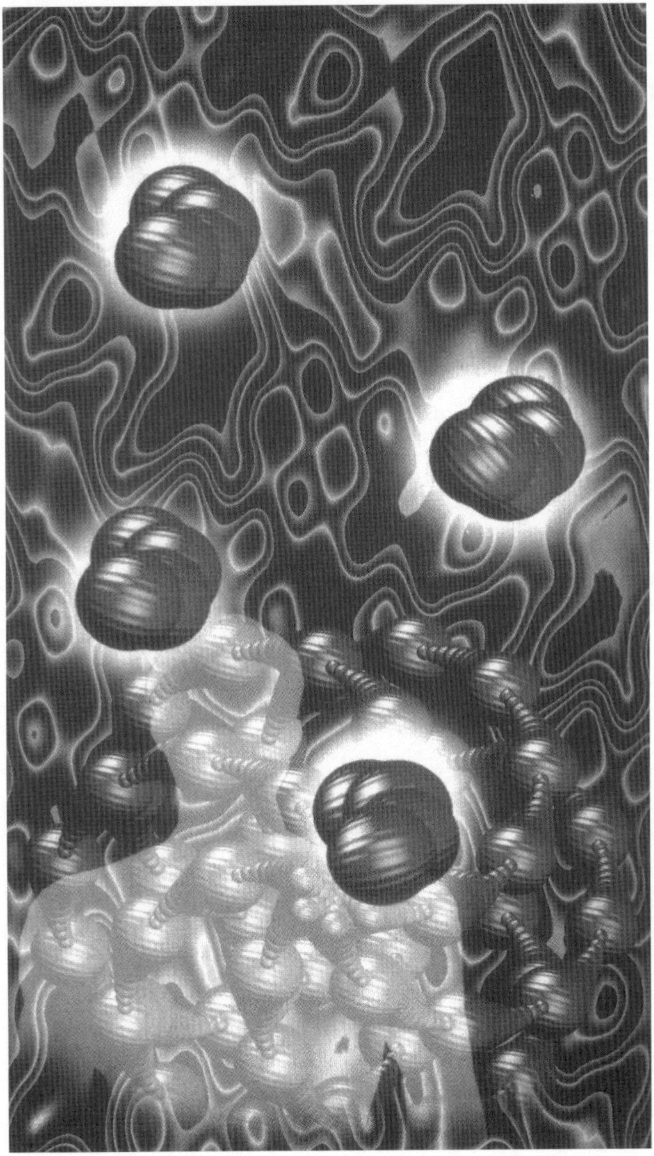

我將以上四個要素的相關性整理如下：

- **具備四個要素的人**：應該能夠輕易解讀徵兆是什麼。
- **具備三個要素的人**：大致了解徵兆的概況。
- **具備二個要素的人**：可能在某方面特別優秀，只要多下功夫，終究能夠了解徵兆。
- **具備一個要素的人**：僅限於了解自己專長領域的徵兆，但缺乏判斷能力。

還是要再次強調，徵兆是資訊的一種型態，察氣法必須具備最低限度氣的感覺，以及龐大的資訊量。

察氣法能夠預知任何事情嗎？

仙道預知學最重要的部分，就是「任何事情都能夠預知嗎？」

坦白說，不可能，任何專家都做不到。仙道預知學只能夠預測極有限條件的事件，和超能力及占卜的預測不同，關於這一點，必須先有心理準備。

從另外一個角度看，它也具備了獨特的優點，因為範圍狹窄、條件有限，相對的準確性也高。說明如下。

察氣法只預測關心的事

超能力、占卜能夠預測幾年、幾十年（甚至百年）以後，個人、團體，甚至國家的各個領域的事情。

問題是他們的準確率很低，說明也模稜兩可。如果實際上沒發生什麼事情，根本不清楚有沒有命中。

察氣法不預測幾年、幾十年以後的事（並非絕對不可能），但著眼點在於未來容易隨著條件而改變。

察氣法最大的特徵是，只預測「有興趣的事」「關心的事」。

經常有人拜託我預測與我毫不相干的未來，我一律回絕。我對於不了解的事情、沒興趣的事情，根本完全沒有「靈感」。

仔細思考理由，很可能即使道路（往未來的分岔點）或徵兆出現在眼前，也因為和自己無關而忽略，或者隨便看看。

就算是和自己相關的事，也會因為沒興趣、不關心而無法預測。這或許也可以說是察氣法的弱點。

察氣法無法預測資訊不足的事

大量的資訊在察氣法中扮演重要的角色。

習慣之後，有時候單憑氣的感覺，就能夠完全命中自己關心的事。然而，有時候又會面臨光有感覺卻不知如何應對的狀況。

例如，知道會發生事情，卻無法具體說清楚究竟什麼事情。

從另外一個角度思考，感覺到「氣」便拼命思考和自己有關的事，結果完全沒命中，徒增不安罷了。

要在模糊的情況下出現靈光乍現的感覺（這麼說雖然有點奇怪，但卻不得不如此形容），關鍵就在資訊量。這裡所指的資訊不純粹是文字資訊、知識資訊，還包含大量聽聞的資訊。

一位超自然現象界的前輩，對於賽馬、麻將、彩券很在行，雖非百發百中，也稱得上十賭九贏。

根據他的說法，看過賽馬報後，腦海裡的賽馬資訊便一一串聯，答案立即浮現。大致的情況是，交互聯結的線進入非意識部分的領域，不一會兒進入意識的部分，就在這一瞬間出現靈感。

除了勝負之事以外，他預測胎兒性別未曾失誤過。

他會先和雙親、關係人交談（懷孕時間、環境等等），腦海中的迴路超越意識的領域，最後浮現這是「男嬰」或「女嬰」的感覺。

我認為這是超能力，但他回答：「哪是什麼超能力，如果沒有透過交談獲取充分的資訊，我根本不知道胎兒的性別。」

總而言之，他認為不可思議的能力關鍵在於資訊量。

這也間接的應證了我的觀點，有興趣自然就會吸收大量的資訊，即使是普通的資訊，也能夠發揮類似超能力的功效。

察氣法無法預測內心有偏見的事情

不僅仙道預知學如此，所有的預測方法都相同，無法預測自己厭惡、偏見的事情。人不喜歡思考自己不幸的狀態，即使了解相關資訊（包含徵兆），意識的領域也會排斥。

其中最困難的是預知自己的死期。因為對於自己而言，這是很難接受的事情，意識拒絕接受，因此，大部分的場合無法預測（勇氣夠的人不可能預測不出來）。話說回來，如果了解自己的意識一開始就往那個方向去，那麼，預知死亡就等於自殺。

對於親子兄弟、親戚、愛人等，因為自己極不願意失去摯愛，所以不容易預測死期。

從宗教的角度來看，人類的死期掌握在神的手上，非人類本身所能控制，否則就是洩漏天機，將遭遇不幸，因此最好不要觸及。

有關自己的不幸也很難預測。考試落榜、被異性拋棄、遭遇事故、事業失敗、

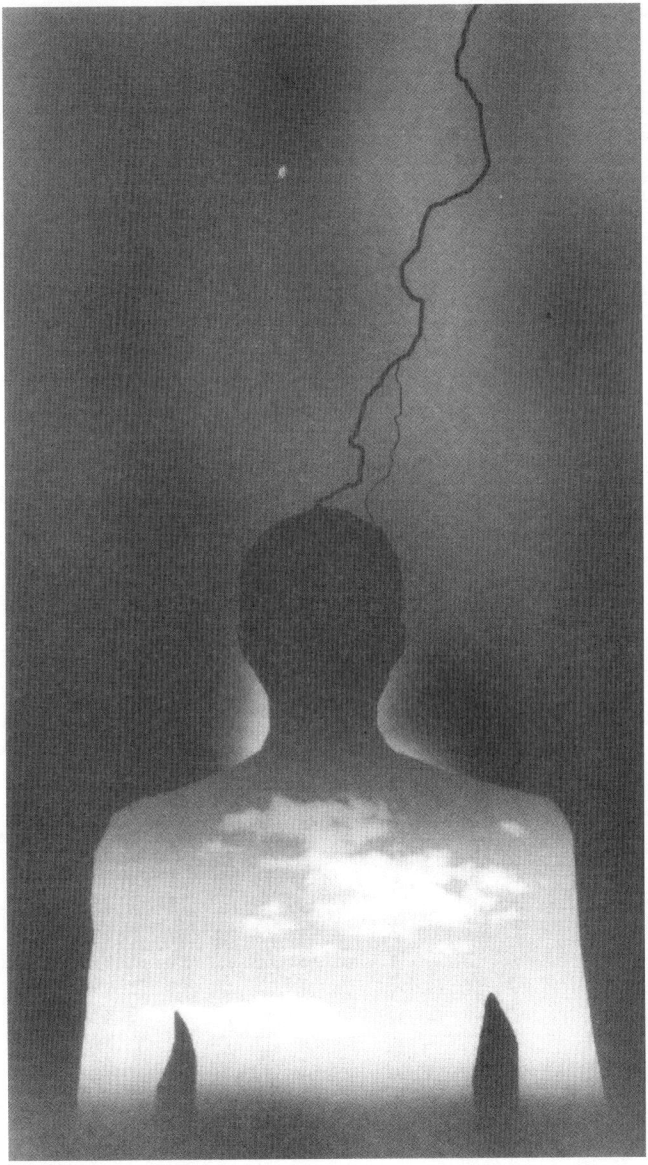

被公司開除、上當受騙……等，即使發生徵兆，也往往做出其他的解讀。

我曾經從他人發出的氣和臉部表情，感應到類似的徵兆，因此好意提醒「最好多加小心」，但對方卻往往自信滿滿的表示「我沒問題啦」。

人都喜歡聽好聽的話，排斥聽刺耳的話，但仙道的未來預知學無法做這樣的區分，學習者務必充分覺悟這個道理，再進入仙道的領域。

仙道未來預知多種選擇想法和無我想法

以我個人為例，當預知對自己不利的徵兆的時候，不會消極排斥，而是採取正面應對的態度，思考如何迴避災難，或讓損害降至最低。

有趣的是，當我有這番覺悟，等待不幸降臨的時候，就算真的遭遇災難，也都傷害輕微。

如果預知雪崩，滑雪時便特別小心，遭殃的機率會低於毫無心理準備的人。

預知失業，事先做好另謀高就的心理準備，當事態真正來臨的時候，比較能夠坦然接受失敗的人生轉折。

多種選擇的想法和無我的想法，是仙道預知未來的重要支柱，說明如下。

多種選擇的想法

這是學習仙道者特有的想法，平常從任何方向切入均可。

以我個人為例，站在十字路口等紅綠燈的時候，除了單一方向的路徑以外，我一定先往綠燈的方向走，走到對面再等待另一側的綠燈。

走在街道上也是一樣，事先想好複數的道路，選擇最順暢的那一條路走，未必是最短距離，但結果都同樣到達目的地。前提是必須具備充分的道路相關資訊，否則可能走錯路。

在人生的道路上，有些人執著於一個目標，例如「一定要考上一流學府」「一定要進一流企業」「一定要賺很多錢」等等，彷彿科學家聚焦於顯微鏡下的世界。

仙道學習者如此解讀這類人。這個人站在一座山頂上，看著矗立於眼前的另一座高山，兩座山之間有一座毫無防護設備的吊橋，不知道能不能平安走過去，但這個人決定非這條路徑不走。

事實上，這並不是唯一的幸福之路，放眼望去，四面八方聳立著許多類似的山頭，通往各山頂的路也不少，有機會選擇更安全的橋樑，更順暢的路徑。但是這個人侷限於單一方向，完全忽視周圍的狀況。

我之所以一再強調資訊量，因為資訊是讓自己看見周圍群山的關鍵。徵兆（伴隨實感的資訊）則相當於從群山當中選擇的暗示。

即使是險境，如果事先明白那是一條怎麼樣的路，就會在前進的時候特別小心，避免讓自己陷入絕境。

有了這種想法當後盾，便能夠在壞徵兆出現的狀況下，避免悲觀的情緒。

無我的想法

與其說這是一種想法，倒不如說是一種訓練更貼切。因為存在無我的想法，所以不會被侷限在自己的框架裡面，即使感應到負面的未來，也不會特別排斥。

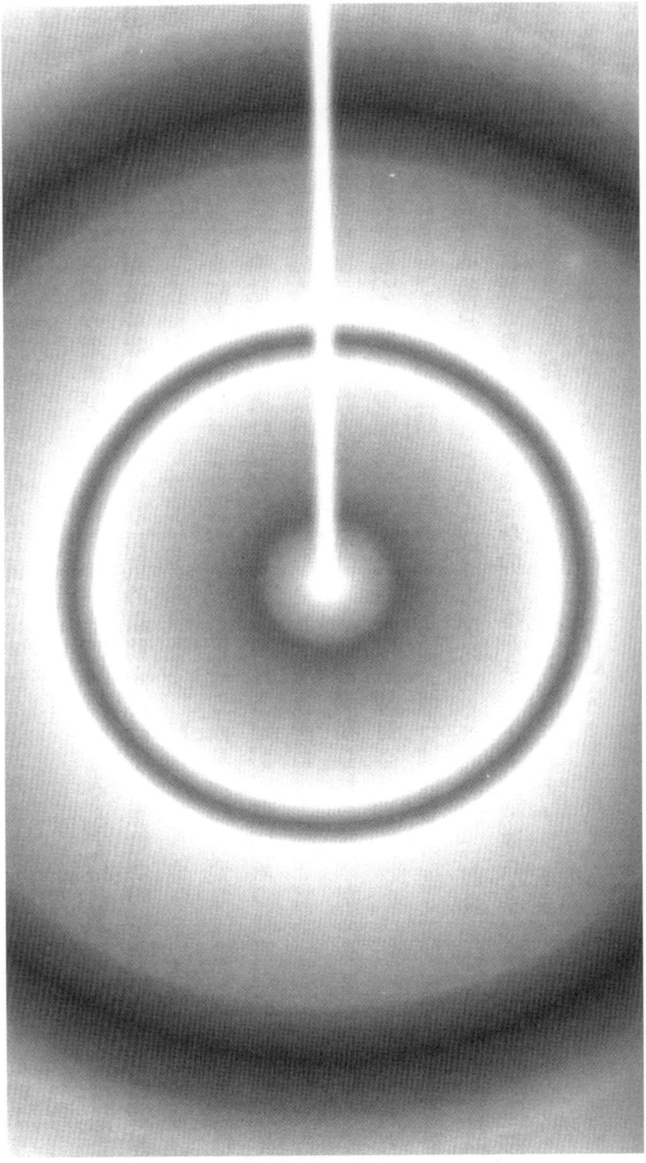

仙道訓練分為二種，肉體的修行稱為命功，意識的修行稱為性功。兩者互相搭配稱為性命雙修法，是內丹學術語，指「神形兼修」，心身全面修練。綜合這兩部分精修完成，才能夠成就仙道。

命功是鍛鍊肉體產生氣的修行，相當於前面提到的氣的感覺。單純感覺化還不夠，必須進行強化訓練。

性功是為了達到佛教禪無我的境界所做的修行。禪和仙道的關係密切，初期修練仙道的人，幾乎都是禪修之人。但是命功的成果決定了仙道與禪修的差異。以下說明兩者之間的差異。

從仙道的角度來看，意識無法集中的人，不單純只是精神渙散而已，另一方面也因為身體太強或太弱，造成氣不協調，導致意識不安定的結果。

慾望也是一樣，因為氣不足，造成代償性的追求物質滿足。一般認為物慾強的人內心貧乏，事實上是氣不足導致的結果。

命功的目的是調和意識的狀態，終極目標為無我的狀態。嬰兒或幼童什麼都沒有，卻十分幸福，為什麼成人擁有許多，反而感覺不幸呢？

說穿了就是物慾。小孩沒有物慾（只有眼前的生存慾，亦即食慾）……，佛教認為這是上天的恩賜。

仙道的觀點認為，除了上天的恩賜之外，氣的充實也是一大因素。因為嬰幼兒的氣充實，所以就算一無所有，每天還是很愉快地活蹦亂跳，處於幸福的狀態。嬰兒又比幼兒更加充實。

仙道命功的終極目標正是這種狀態，這時候便毫無慾望，容易進入無我的境界。單靠頭腦思考很難進入無我的境界。

也許有人想問，既然命功就能成就仙道，為什麼還需要性功呢？因為事情並非如此簡單。

隨著年齡增長，腦袋被大量知識包覆，氣就在內心的擺盪當中一點一滴的流失。仔細思考看看，精力旺盛、活力充沛的大人，怎麼可能像嬰幼兒般長時間睡眠，這個也想做、那個也想做的情況下，身體氣的消耗速度，遠比氣虛的狀態更快速。

透過性功的修練，能夠改善這種意識的狀態。巧妙利用意識的習慣，藉由訓練引導至無我的狀態。氣的充實狀態和消除意識狀態合而為一，達到真正無我的境界……，這就是性命雙修的目標。

以下介紹達到無我境界的修練方法，初學者也能夠簡單的學會。

無我的修練

①盤坐或坐在椅子上都可以，從頭、肩開始，依序放鬆上半身，雙手無力下垂，置於膝蓋處。

②緩慢吐氣、吸氣，重複五～六次。

③闔眼，不要用力閉眼。

④以闔眼的狀態看眼皮，這時候特別注意有沒有皺眉，覺得自己皺眉就放鬆眼皮。

⑤意識集中在眼皮內側。

⑥浮現雜念就眨眨眼（實際上只有眼睛處的皮膚上下微動），或者上下牙齒咬合，消除雜念。

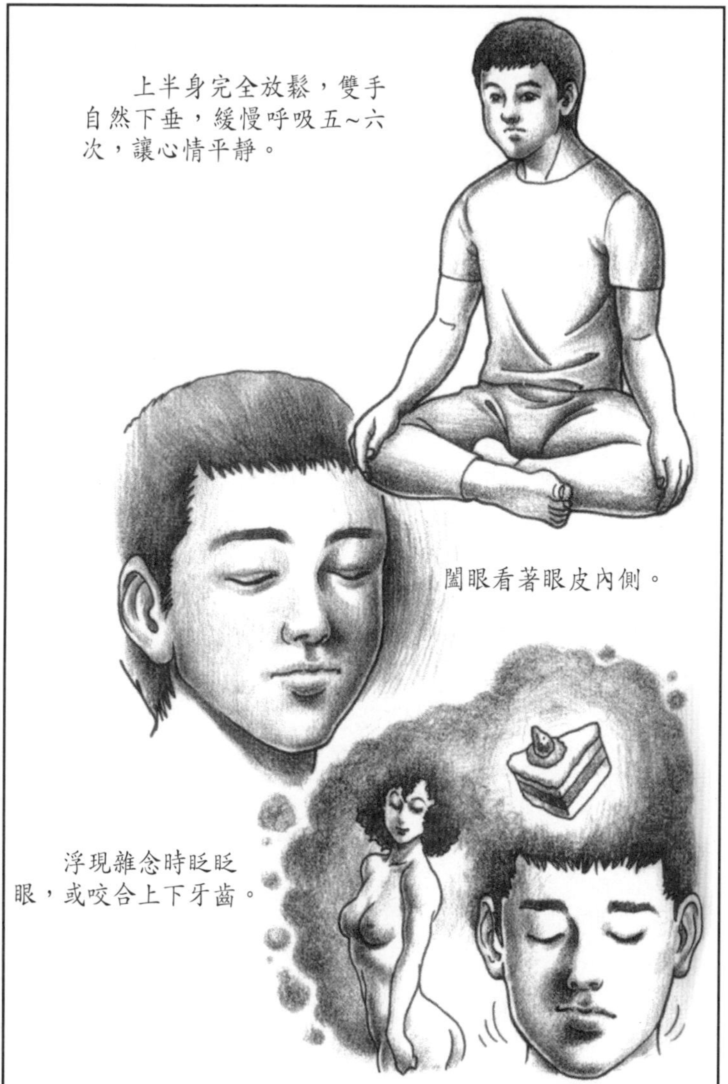
上半身完全放鬆，雙手自然下垂，緩慢呼吸五~六次，讓心情平靜。
闔眼看著眼皮內側。
浮現雜念時眨眨眼，或咬合上下牙齒。

⑦每當雜念湧現，便重複相同動作。

⑧一開始必定雜念不斷，隨著修練精進，雜念會愈來愈少，浮現雜念的間隔也愈來愈長。

⑨習慣之後，不必眨眼、咬牙，藉由意識便可消除雜念。例如告訴自己，「正在冥想。」或者自我命令「走開！」漸漸地就不再浮現雜念。

⑩持續靜坐一小時，闔眼看眼皮內側，意識大約靜止十五～三十分鐘，也就是無我的狀態。

⑪持續不斷練習一年，就能夠達到隨即消除雜念，體會無我狀態的真實感。

介紹過無我的修行訓練之後，回頭整理本章論述的重點。

精修仙道者因為處於無我的狀態，所以對自己不利的事情不會在內心駐足，不像一般人會刻意排斥拒絕負面的事情。

因為無我，所以不論未來如何都沒關係，說得極端一點，就算前方是死路也無所謂。這正是能夠正確預測未來的理由。

第五章
仙道預知學的命運轉換法

未來是可以選擇的

未來不是漠然地來到，它是可以讓我們選擇的，這也是察氣法的特徵之一，以命運學的命運轉換法為根據。

本章針對命運轉換法做說明，更進一步提升察氣法的運用層面。

「運」是運氣，「命」是天命。一般解釋為與生俱來注定的過程。

中國占卜以命為中心。例如，子平（推命學、四柱推命）導出許多命式，做為判斷的依據；積善派的袁了凡在《陰隲錄》中也提到立命學。

《陰隲錄》為明代棄官後信奉佛法的袁了凡所作，宣揚說明陰隲為支配人類的天，依人行為的善惡可定其禍福。本書思想頗受形成於南北朝影響，且為一儒、道、佛三教混融一體的思想。成為一般民眾善惡行為的道德準則。

「運氣」也一樣，指支配命運的氣的狀態。

首先，我們從好運談論起。

一般說好運通常是指「中彩券」「得到好伴侶」「考進一流學校」「進入一流企業」「事業成功」等，令人羨慕的幸福狀態。「剛好避開重大交通事故」或「千鈞一髮之際逃離危險」，也歸類於好運。壞運則正好相反。「沒中獎」「被拋棄」「落榜」「被裁員」……甚至「出車禍」「捲入鬥毆糾紛」等，都被視為壞運。

我之所以要說明這麼淺顯的事情，是因為好運、壞運不是如此單純決定的。例如，「進入一流企業」→「後來公司業績走下坡被裁員」。

乍看之下，一開始好運降臨，接著厄運造訪。那麼，如果一開始不要進入這家企業，選擇別的公司，就不會被裁員，現在也許更幸福。

在最終結果尚未出現之前談論好運與否，都還為之過早。當然，如果以中彩券賺錢儲蓄為目的，則「中彩券」一定是好運。

但是，如果一味地沉迷於彩券，卻怎麼買都不中；或是中獎後投資股票、期貨導致血本無歸，那麼中彩券真的是好運嗎？

相反地，落榜、被異性拋棄、被裁員……甚至被倒債，即使面對挫折打擊，仍然逆勢突破難關，最後成就一番事業，這種情況要說好運還是壞運呢？

事實上，世界上許多偉人和優秀的企業家，都屬於這類型人物。舉出生貧窮家庭的美國第十六屆總統亞伯拉罕·林肯為例。

①在黑鷹戰爭中，以上尉連長官階出征，因為未能約束士兵偷酒喝得酩酊大醉而受懲處。

②經營商店破產，變賣賴以維生的測量器具抵債，淪落至一無所有。

③州議會競選失敗。

④目標國有土地管理局地方行政官失敗。

⑤擔任眾議員被提名副總統失敗。

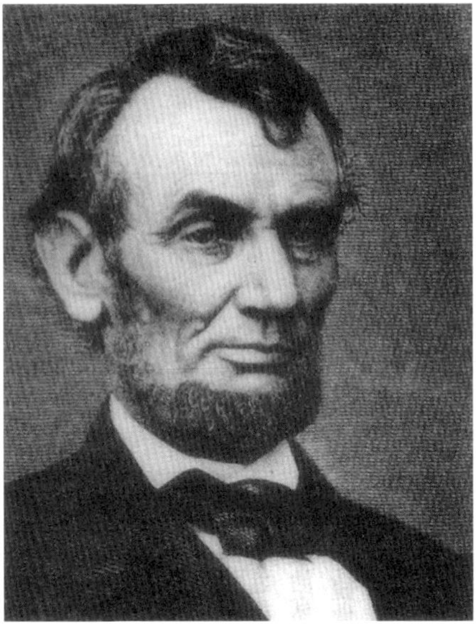

歷經重重困境後登上總統大位的林肯，任內被暗殺身亡。

每一個項目看起來都不是好運的人，但他最後當上了美國總統。

雖然歷經一連串的挫敗，他不但不退縮，更以此為跳板，登上國家最高地位。從國家領袖的結果來看，他是最好運的人。

但是命運之神沒能讓他從此平順，最後在總統任內被反對者暗殺身亡。至此，他的命運顯得混沌，究竟是好運還是壞運？

脫離政治家的立場看，「被暗殺」是極大的厄運；從成為名留青史的偉大政治家的觀點切入，絕對值得評論這是好運。

甘迺迪總統也是一樣，雖然因為被暗殺而結束生命，但卻是美國人心目中敬佩的總統。比起一生平順，卻因為水門事件被迫下台的尼克森總統，如何評論誰當政治家的運比較好呢？

中國人說蓋棺論定，沒到最後一刻，很難評論好與壞。人們喜歡使用命運學一詞，我針對此提出幾點疑問。

命運學經常被使用在擺脫厄運，啟發更好的命運之路方面，實際上有這麼容易嗎？即使針對每一件事論斷好不好運，但這對人的一生而言，不代表任何意

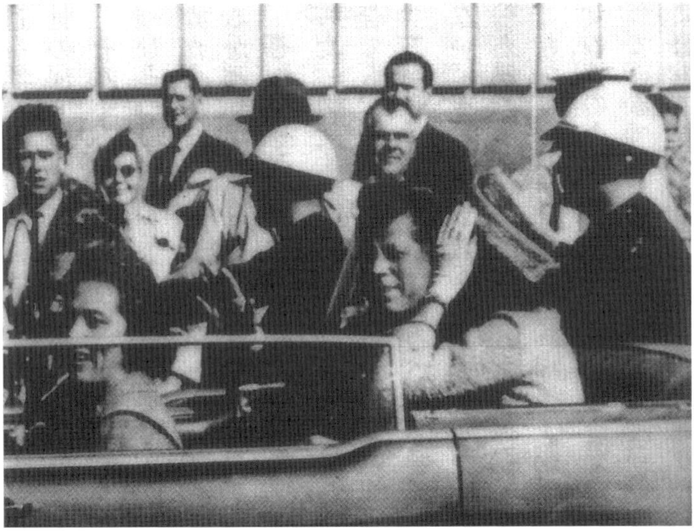

甘迺迪也被暗殺身亡，政治家是幸運之路……！？

義。

命運學一詞通常被認為命運已經註定，這一點我也無法認同。

每一個運（好運、壞運）不應該被單獨切割，人的一生每一事件都是環環相扣，互有因果的。

換句話說，現在的「好」或「壞」一直擔任未來的前導，難道不能當成判斷命運的材料嗎？

我的察氣法與未來預知學，和一般人所說的命運學，最大的差異就在此。我認為命運學論述眼前的「好運」「壞運」，只不過是察氣法中徵兆的程度而已。

總而言之，仙道的未來預知學，沒有命運學中所說的命運的概念。每個片段的好壞不重要，整體的命運才是重點，也就是個人是否能夠實踐「我想要過這樣的人生」，才是最重要的。

未來將隨著徵兆（目前的好運、壞運）不斷的變化，假設預知未來進入一條不好的道路，事先覺悟便能夠將傷害降至最低。具有這種意識的人比較豁達，不會特別拘泥於現在好不好運。

當然，像無法避免的老死、與生俱來的男女性別，是無法改變的，除了這類必然性的條件以外，一切都可能經由努力而朝更好的方向前進。

至於世人所謂的靈魂世界或死後世界，以及超乎生死輪迴的超人等問題不在本書的範圍內。有興趣的讀者可參閱《秘法！超級仙術入門》。

為什麼大多數人運氣不好？

讀者已經了解好運、壞運不是那麼簡單就可以評斷的事情。當然，並非全然忽略眼前的好與壞，只不過世人太拘泥於眼前的好與壞，以致忽略最後的結果。

事實上，大部分的人不可能一輩子好運。

不可否認，一般人能說出口的好運不多，原因何在？

我們一起仔細思考。

當你下定決心不在意眼前的好與壞，應該會感覺下列某種狀態。

①仍然厄運連連。

②雖不至於厄運連連，卻也沒遭遇好運，維持現狀。

例如，「考試當天正好生病，結果落榜了」「被心儀的異性拒絕」「經濟不景氣，找不到工作」……，當然絕對不能與賭博相關。

大環境不佳、小事情不順的狀況何其多。

即使不是極端的厄運連連，但抱持人生苦短，今朝有酒今朝醉的生活態度，總是寅吃卯糧的「月光族」也不少。這又是為什麼呢？

看在一般人認為好運、成功的勝利者眼裡，這類型人被視為「頹廢」「懶惰」「愚蠢」。就這麼單純的解釋嗎？

我有不同的看法。就仙道而言，這些人的問題不是精神方面，而是運氣的「氣」的狀態。

從氣的立場談論，運氣低迷、厄運連連的人，身體的氣呈現虛弱的狀態。氣虛的狀態完全在意識表現出來，意識是更重要的要素。

以下逐條列出理由，…………之處請填寫原因。

● …………所以在最重要的時刻，加油也沒什麼效果。

● …………所以被對方打壓。

● …………所以缺乏活力，不想動。

● …………所以消極的沒有付諸行動，讓機會不斷的流失。

● …………所以在猶豫當中喪失先機。

對於前面所列出的問題，你是不是有似曾相識的感覺?事實上，抱怨厄運連連的人，多半屬於這些類型。

我個人正好相反，一有想法立刻行動，比別人早一步，成功的機會就多一些。一旦決定便全力以赴的韌性，往往讓想拉住我的人沒輒。

凡事積極，對自己有信心，不要猶疑不決，反正結果都一樣。

一發現不對立刻撤退，轉換意識朝下一個目標前進。不是放棄，只是暫時撤退。

這是我的日常生活模式，未曾特別感受到好不好運。這種生活模式一方面來自於天生的性格，一方面也是因為修練仙道，提升氣的力量所致。

當人非常疲倦沒有力氣的時候，根本缺乏元氣，思緒混亂。練習仙道的人必定體會，氣與意識具有密不可分的關係。

世人多認為不幸是天生的宿命，從仙道的立場看，完全弄錯了，根本在於身體的氣呈現虛弱、散漫的狀態。因此，藉由仙道修練提升氣，立即轉變為活力充沛，富有行動力的人，運氣也會跟著好轉。

有人提出反駁，很多有體力、有力氣的人，也沒受幸運之神的眷顧啊！

例如身強體健，靠勞力生活的人，生活狀態並沒有提升……，孜孜不倦辛勤工作，還是厄運不斷……。

的確，很多人體力不錯，但氣的狀態不足、虛弱。為什麼運氣不佳呢？

前面已經提過，意識比「氣」的狀態更重要。

身體氣的狀態沒問題，但意識、心靈的層面缺乏巧妙的運用，有待加強。

這類型的人平常的想法大概是「就按照他人說的做吧」「好不容易，勉強走到今天」。

這種意識狀態無法期待運氣好轉。馬馬虎虎的意識，或者將自己的人生交在他人手上的人，都無法掌握難得的徵兆。

最好的改善方法就是加強意識訓練。

具體而言有意識集中法、意識滅却法、印象法等，仙道稱為性功（意識的修行）。相對於此，初期氣的強化訓練稱為命功（肉體氣的修行）。仙術必須採取兩者平行的性命雙修法進行訓練。

性命雙修是兼顧健身與修心的主流。是道教重要的教義之一，也是中國古代體育哲學人體觀的範疇之一，傳統養生的基本理論。修「命功」是延年益壽的修行手段；修「性功」注重心性、稟性、人格的修練，簡言之，命功是練氣，性功是練心。

靈或土地的氣造成運氣低下時

人除了運氣的類型，還有超現實的類型，亦即靈與地氣的關係。靈與土地之氣都屬於陰氣，會影響人的運勢，但這不屬於本書的主題，所以沒有提及，卻因為不能完全忽略，所以簡單說明如下。

靈的影響導致運氣低下

以往談到厄運連連，人們通常立刻聯想到陰靈作祟，隨著時代的進步，世人對於靈比較缺乏意識。

根據通靈者的說法，過去的惡業、祖先的作祟、不乾淨的靈附身等，都會帶來厄運。古代中國關於氣的學問（理學、朱子學之類）解釋如下：

理學認為靈和生物一樣，是氣的一種形態，和人類比較起來，靈的凝聚度呈現非常低的狀態。

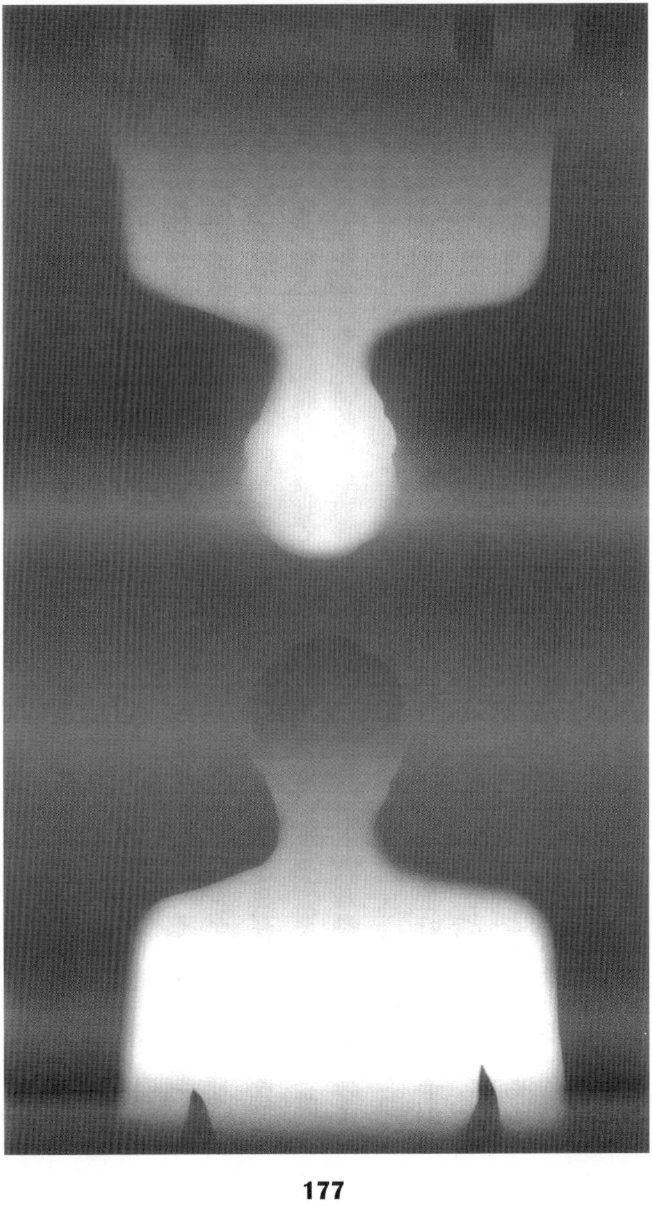

此外，兩者氣的根本有差異，質也完全不同。

活人（動物也一樣）的氣稱為陽氣，以「熱」的狀態表現出來。形成靈的氣稱為陰氣，以「寒」的狀態表現出來。正常的情況下，陰陽兩者無法同時存在。靈會被人的熱氣灼燒，人會被靈吸取陽氣，導致生命力低下。

中國古書提到有趣的例子。

——一名男子行經山路，突然遇到大雷雨，他拼命找躲雨留宿的地方，終於看見一間古廟（祠堂），便急忙跑進去。

祠堂內空無一人，瞬間雷電交加，激烈的閃電讓男子睜不開眼睛，轉頭往角落縮。

當睜開眼睛時，卻發現原來祠堂內已經有人，正好坐在男子的斜對角。男子很高興能在深山裡遇到同伴，於是主動攀談。

「能夠在這深山裡相遇真是有緣，要不要坐過來聊聊天。」

先來的人卻冷淡的說話。

「我不能和你靠近。」

「為什麼？」

「因為我不是活人。」

「哇！」

不顧男子嚇得大叫，陰間客人繼續說話。

「我很久以前就死了，所以我在陰間，屬於陰氣。你是活人，屬於陽氣。我的陰氣靠近你的陽氣會被焚燒。你們活人如果和我們陰界的靈在一起，陽氣會被侵犯而生病，嚴重者生氣被剝奪，可能導致死亡，所以還是保持距離比較好。」

不久，天氣放晴，男子從古廟前門離開，陰間客人則從另外出口離開，分別往不同方向前進。

這個世界就像這樣，完全不相容的陰陽，在條件相合的狀況下共存。例如，與生俱來氣的機能比較低下、強度比較弱的人，比較容易被靈（由陰氣形成）附著，這是中國人思考的根據。

相對於祭拜供養靈的方式，仙道對待靈的方式很簡單，只要強化肉體的威力，使意識單純化，提升「熱」氣，則以「寒」為主體的靈便自然離開。

平日誦經迴向，也有加速陰靈離開的效果。

究竟自己的厄運是單純氣的狀態所致，還是來自於靈的干擾呢？精通察氣法的徵兆便可判斷是否為靈的因素。靈的場合經常會出現某些徵兆現象。

土地的氣影響運氣低落

另外，不容易和陰靈區別的是土地的氣產生的障礙。雖然這屬於風水的領域，但因為和本書的技巧有關，所以稍加介紹。

風水是玄學常見的術語，玄學在古代也稱為「五術」，專指以陰陽五行理論發展出來的一系列預測及實用技術。「山、醫、命、卜、相」為五個重要分支簡稱。

「風水」並不是指風和水，應解釋為風土和水流，風水的要素可分為兩大類，一種是無形的，另一種是有形的。將龍、穴、砂、水四項合稱為「巒頭」（有形的東西），而將向稱為「理氣」（無形的東西），在沒有蓋房子或築墓的地方，理氣根本發揮不了作用。

古代察氣術中有稱為察地術的學問，完整的說明必須參考風水書，本書只整理出最基本、最惡劣的狀況。

●缺乏日照的房屋：

最惡之首便是無法接受日照的房屋。因為陰暗充滿陰氣，會剝奪居住者的陽氣，不利長期居住者修練仙術。

●潮濕的房屋：

人體經不起強烈的濕氣，長期處於潮濕環境，會造成人氣逐漸耗損。

●不通風的房屋：

因為氣停滯、汙濁，降低居住者氣的活力。

●面對墳場的房屋：

這在風水上視為陰氣強的場所，也容易被靈吸附，屬於雙重陰氣的場所。

●電磁波異常的場所：

高壓電線下、電車保護板下、變電所附近等，電磁波特別強的場所都不好；充滿電子設備的現代化辦公室也不佳，神經質的人很容易被吸附，居住這類場所

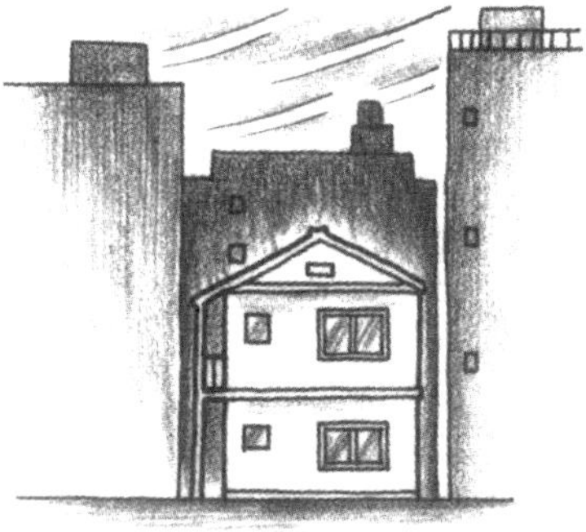

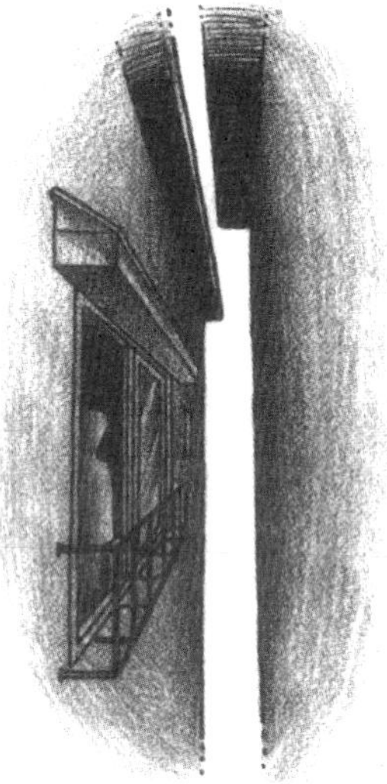

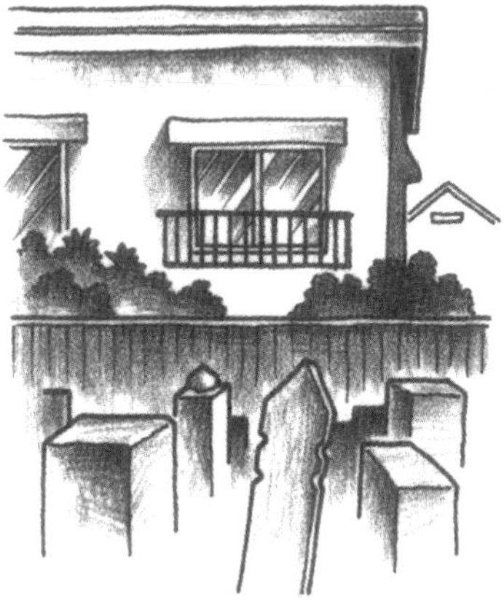

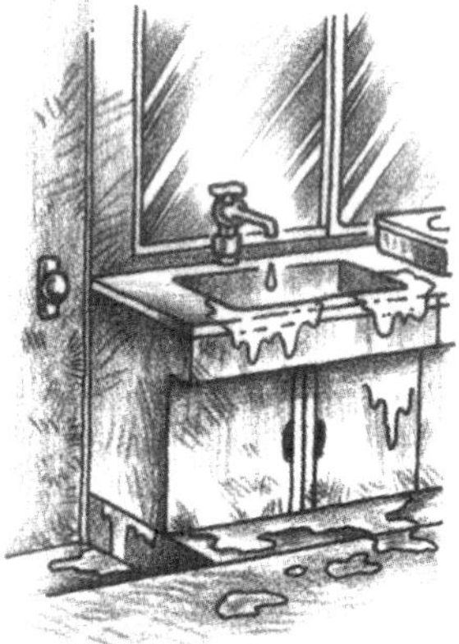

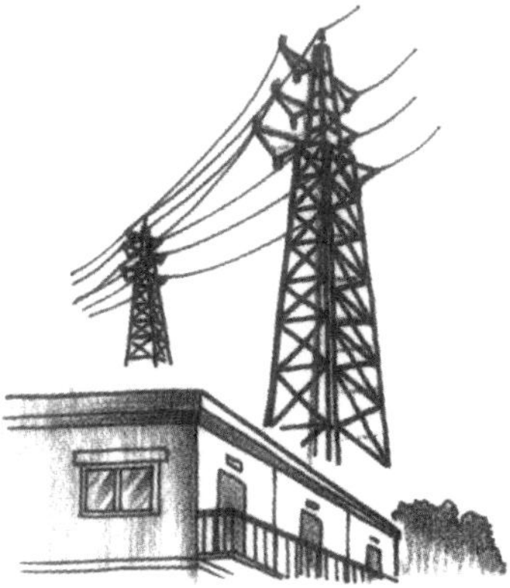

特別注意會導致運氣低落的土地或房屋。

的人無緣修練仙道。

● **電位（電壓）傾斜過低的場所：**

這種場所容易讓人的氣被剝奪，經常發生車禍、自殺、生病事件的地方，多半屬於這一類場所。

今日是個科技、文明進步的社會，電化製品應有盡有，電燈、電視、冷氣機……等樣樣具備，使人類的生活過得極舒服愉快，但相對的，人的體能也日益衰退。請參考《仙人成仙術》一書，有更深一層的介紹。

——自然界有高山平地，自然的電界也有電位（電壓）高低。如同地表的凹凸，電界的凹凸稱為電位傾斜。日本富士山國立成人病中心的高橋良明醫師說明如下：

「地球上一切自然現象，均受地球內部產生的電位傾斜所支配。電位傾斜最低的低位交叉點，其物質的電氣構造歪曲變形，最為脆弱，疾病、精神異常、交通事故、火災等一切現象，均與此有關。」

也有人推測車禍頻繁的地點，即是電位傾斜的低位交叉點。

相反地，電位傾斜的高位交叉點，有助於促進人體健康、動植物發育。這和風水主張地氣吹出來的「穴」的想法一致。這種自然電界的電位傾斜情況，可以藉由測量器實際測出。

分辨「氣」的方法還是要依賴現代的科學方法，也許有人認為荒唐，科學怎麼會和「氣」扯在一起呢?其實，「氣」和電氣、磁器有點類似，我們所要討論的環境範圍相當大，不單是指我們居住的空間，還涉及和「氣」有關的事物。

從缺乏日照的場所，到電位傾斜低的場所，因為地氣不佳，容易造成人的氣的狀態混亂，或者氣被吸走。

所有的居住者均會受到影響，天生體弱、元氣不足、病人、小孩、老人首當其衝。

前述厄運連連的場合，往往也是因此之故。

風水書提到，只要改變居住環境，命運也會跟著改善。從氣的立場來看，身體正常的人，氣不會任意受干擾或者被吸走，但如果不斷發生惡事，不妨試著改善居住環境。

從察氣法的立場出發，針對運氣低落的原因，找出適切的應對方法，姑且不論訓練效果如何，至少這是能夠讓運氣好轉的命運改善法，不妨一試。

●肉體氣的威力不足的人：

體弱、氣不足、做事不積極的人，因應方法是氣的強化訓練。

●意識鬆散、容易緊張的人：

肉體的威力足夠，但因為意識面鬆散，導致運氣不佳的人，因應方法是加強意識訓練。

●具有靈障的人：

因為靈的關係造成的運氣低落，屬於超自然現象，利用強化氣的訓練能夠解決問題，能力範圍內，不妨也提供宗教性的供養。

●居住場所欠佳的人：

這屬於風水的領域，因為風水關係造成氣的狀態低下，導致運氣低落。

雖然搬家並不容易，但仍然是最簡單的解決方法。

除此之外，不受運氣的起伏牽絆，朝著目標努力不懈邁進，最後必定能夠如林肯般成功。

不良的「氣」對我們人體的影響，套句現代話來說和「緊張」的概念很相似，都是一種身體受到外界刺激或壓迫時，內分泌和神經系為維持身體的正常狀態所發生的一種自然反應。企圖積極改善運氣的人，確實做到察氣法介紹的各項技巧，便可不受運氣左右。

為什麼總是命中壞事

自然界的多變，一如生物，只不過時間長短有所不同而已。又生物生存於自然界之中，兩者關係非常密切，氣旺盛的地方，其範圍內的生物也成繁榮貌，而氣衰弱的地方，生物也會隨之萎縮，假如沒有氣存在，生物即會枯竭。

仙道最主要還是站在「氣」的立場，視一切的存在物，不管生物或無生物都潛伏有意識力。

「為什麼好運的人寥寥可數？」「為什麼總是命中不好的事情？」不出所

料……「考試落榜」「被異性拋棄」「錢輸光了」等等。

為什麼壞事都猜中了？真奇妙，也真了不起。如果僅限定於「壞事」，則此人必定具備相當程度的預知能力。

我們稍微討論一下。僅預知「壞事」的人，大致屬於以下三種類型。

①實際具有預知能力的人：

真實具備預知能力的場合，和此人的性格有關，內心只傾向於黑暗面，因此只了解這方面。

②經驗豐富（？）的人：

經常失敗的人，因為具備豐富的失敗經驗，所以容易導出「這種場合還會失敗」的結論。由於沒有什麼成功的經驗，所以不太清楚結論會如何。這種場合憑的是經驗，不是預知能力。

③有信念（？）的人：

相對於第②種極端的人，有信念的人從一開始便認定「反正一定會失敗」「一定會遇到不好的事情」，自己強烈的意志力造成這種結果。

此人的行動、「氣」的狀態不斷的朝「一無是處」的方向前進，努力的做無用之事。做任何事都「猶豫不決」「不謹慎」「粗枝大葉」的人，均屬於②或③的類型。

坦白說，不可能只命中壞事，這應該只發生於特定對象，或者既定的印象。事實上，這個世界上，本來就壞事比好事多、不快樂比快樂多、虧錢的比賺錢的多，因此，印象中壞事頻繁出現。

談到這裡問題又來了，壞事也有程度之分。從死亡、斷腿之類的嚴重肉體傷害，以至於掉錢、被開除、被石頭絆倒之類的輕微損失，落差很大。

同樣是壞事，斷腿比喪命「好多了」，被開除又比斷腿「好多了」，掉錢又比被開除「好多了」。

本來以為不好的事，換個角度看卻變成好事，這端賴當事人的想法和觀點。這麼看來，壞事並不如想像中多。

對人而言，最壞的局面莫過於死亡。從林肯的例子來看，即使不斷經歷失敗，但只要最後能夠成功，整個樣貌便翻轉了過來。

前述僅預知「壞事」的三種類型絕非不好，只是觀點稍微偏差。

這些人往往能夠正確的預測未來，但若是能夠改變觀點、想法，調整交往的朋友、活動的場所，相信會轉變成只預知「好事」。

察氣法必備技巧至此說明完畢，接下來就要靠自己親身實踐。老實說，察氣法並不是那麼的容易，非一朝一夕能夠精通，但只要想到精通之後的妙處，再怎麼辛苦也要堅持下去。

你等待自己如何的未來？如果事前察覺難以避免的災難，希望能夠將傷害降至最低限度；如果前方是精彩的人生，便可毫不迷惘地邁開大步向前行。

我運用察氣法的技巧掌握人事物，未來就在我的掌心躍動，「天地萬物一切盡在掌握中」，正是仙道未來預知學的奧秘。

太極武術教學光碟

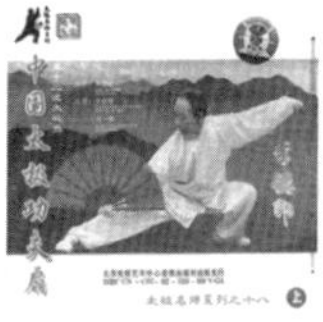

太極功夫扇
五十二式太極扇
演示：李德印 等
(2VCD)中國

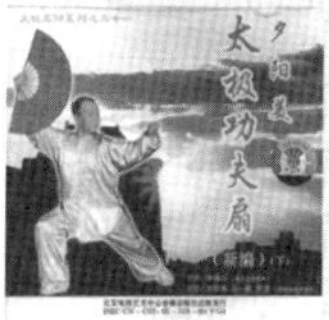

夕陽美太極功夫扇
五十六式太極扇
演示：李德印 等
(2VCD)中國

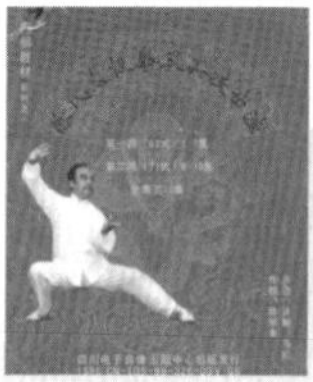
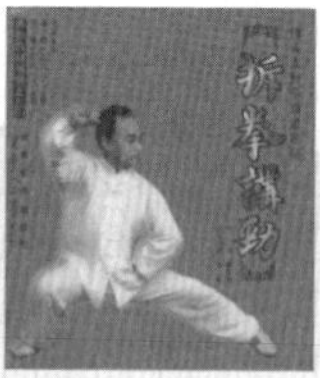
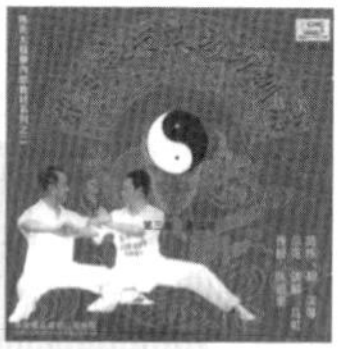

陳氏太極拳及其技擊法
演示：馬虹(10VCD)中國
陳氏太極拳勁道釋秘
折拳講勁
演示：馬虹(8DVD)中國
推手技巧及功力訓練
演示：馬虹(4VCD)中國

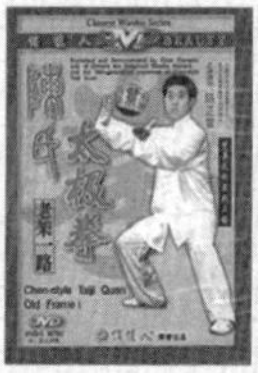
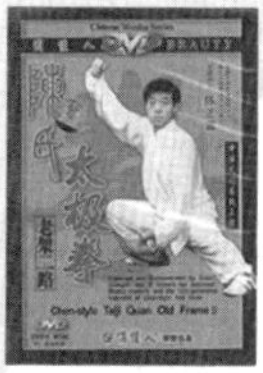
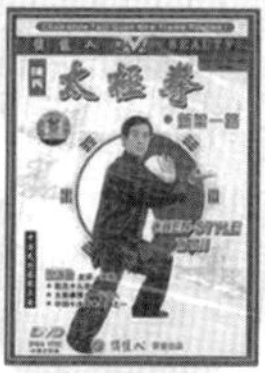
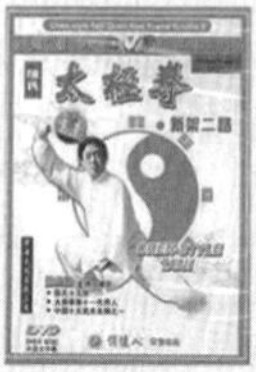
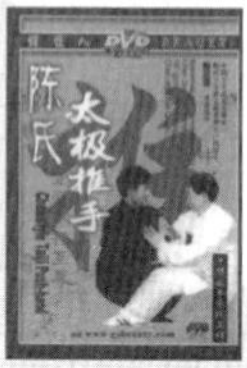
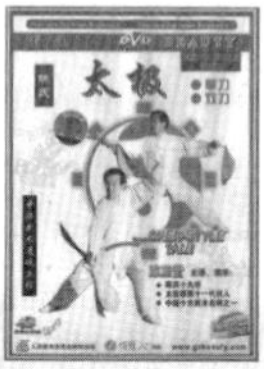

陳氏太極拳新架一路
演示：陳正雷(1DVD)中國
陳氏太極拳新架二路
演示：陳正雷(1DVD)中國
陳氏太極拳老架一路
演示：陳正雷(1DVD)中國
陳氏太極拳老架二路
演示：陳正雷(1DVD)中國
陳氏太極推手
演示：陳正雷(1DVD)中國
陳氏太極單刀・雙刀
演示：陳正雷(1DVD)中國

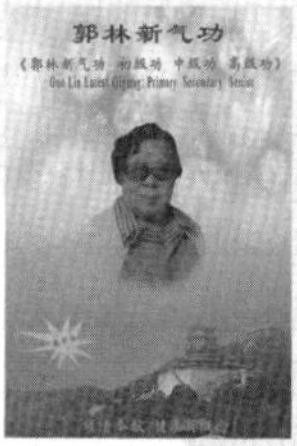

郭林新氣功
(8DVD)中國

本公司還有其他武術光碟
歡迎來電詢問或至網站查詢
電話：02-28236031
網址：www.dah-jaan.com.tw

原版教學光碟

歡迎至本公司購買書籍

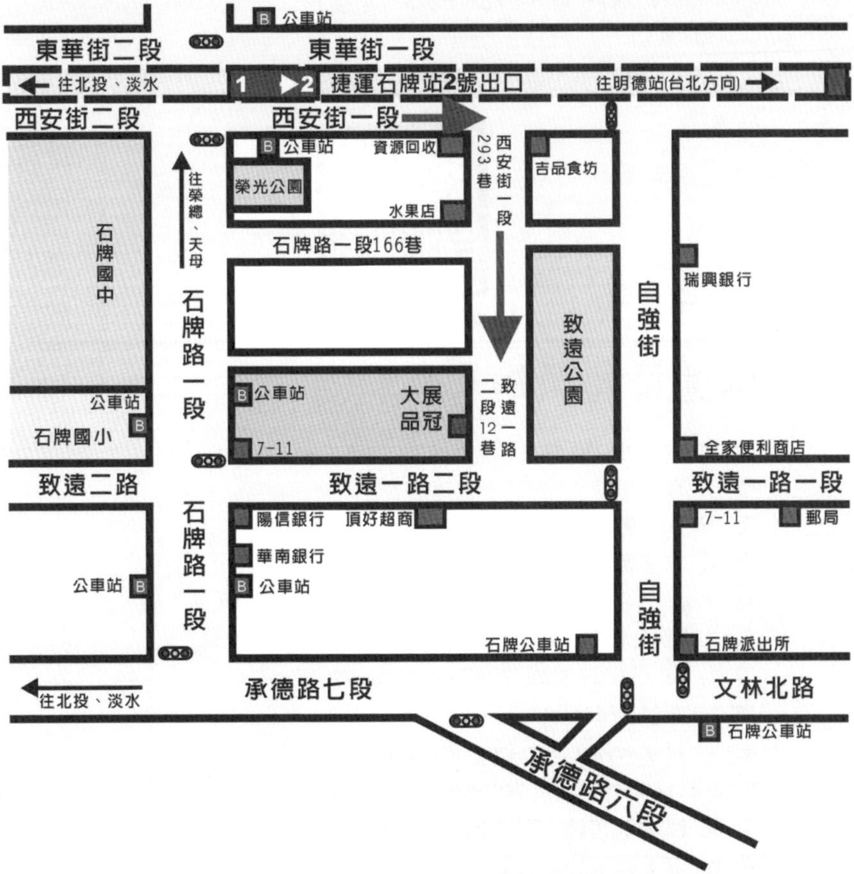

建議路線

1.搭乘捷運・公車

淡水線石牌站下車，由石牌捷運站２號出口出站(出站後靠右邊)，沿著捷運高架往台北方向走(往明德站方向)，其街名為西安街，約走100公尺(勿超過紅綠燈)，由西安街一段293巷進來(巷口有一公車站牌，站名為自強街口)，本公司位於致遠公園對面。搭公車者請於石牌站(石牌派出所)下車，走進自強街，遇致遠路口左轉，右手邊第一條巷子即為本社位置。

2.自行開車或騎車

由承德路接石牌路，看到陽信銀行右轉，此條即為致遠一路二段，在遇到自強街(紅綠燈)前的巷子(致遠公園)左轉，即可看到本公司招牌。

國家圖書館出版品預行編目資料

仙道察氣預知未來 / 李芳黛　編譯; 陸明　整理
—— 初版，—— 臺北市，品冠文化，2016 [民 105.08]
面；21公分 —（壽世養生；28）
ISBN　978-986-5734-50-3（平裝）
1.氣功
413.94　105009970

仙道察氣預知未來

編 譯 者／李 芳 黛
整　　理／陸　　明
發 行 人／蔡 孟 甫
出 版 者／品冠文化出版社
社　　址／台北市北投區（石牌）致遠一路 2 段 12 巷 1 號
電　　話／（02）28233123，28236031，28236033
傳　　真／（02）28272069
郵政劃撥／19346241
網　　址／www.dah-jaan.com.tw
E-mail ／service@dah-jaan.com.tw
登 記 證／北市建一字第 227242 號
承 印 者／傳興印刷有限公司
裝　　訂／佳昇興業有限公司
排 版 者／千兵企業有限公司
初版 1 刷／2016 年（民 105）8 月
初版 2 刷／2021 年（民 110）3 月　定價/200元

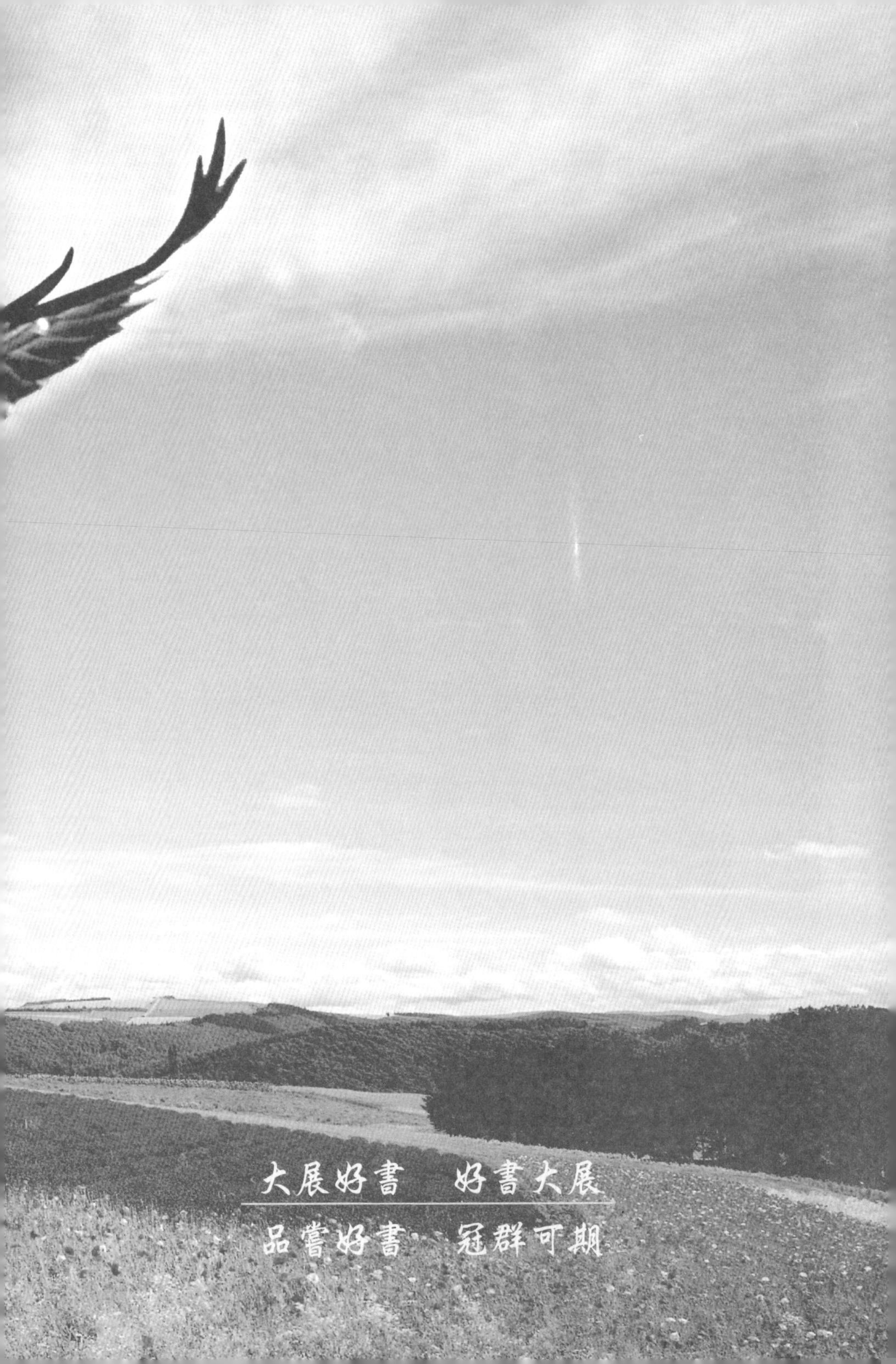

大展好書　好書大展
品嘗好書　冠群可期

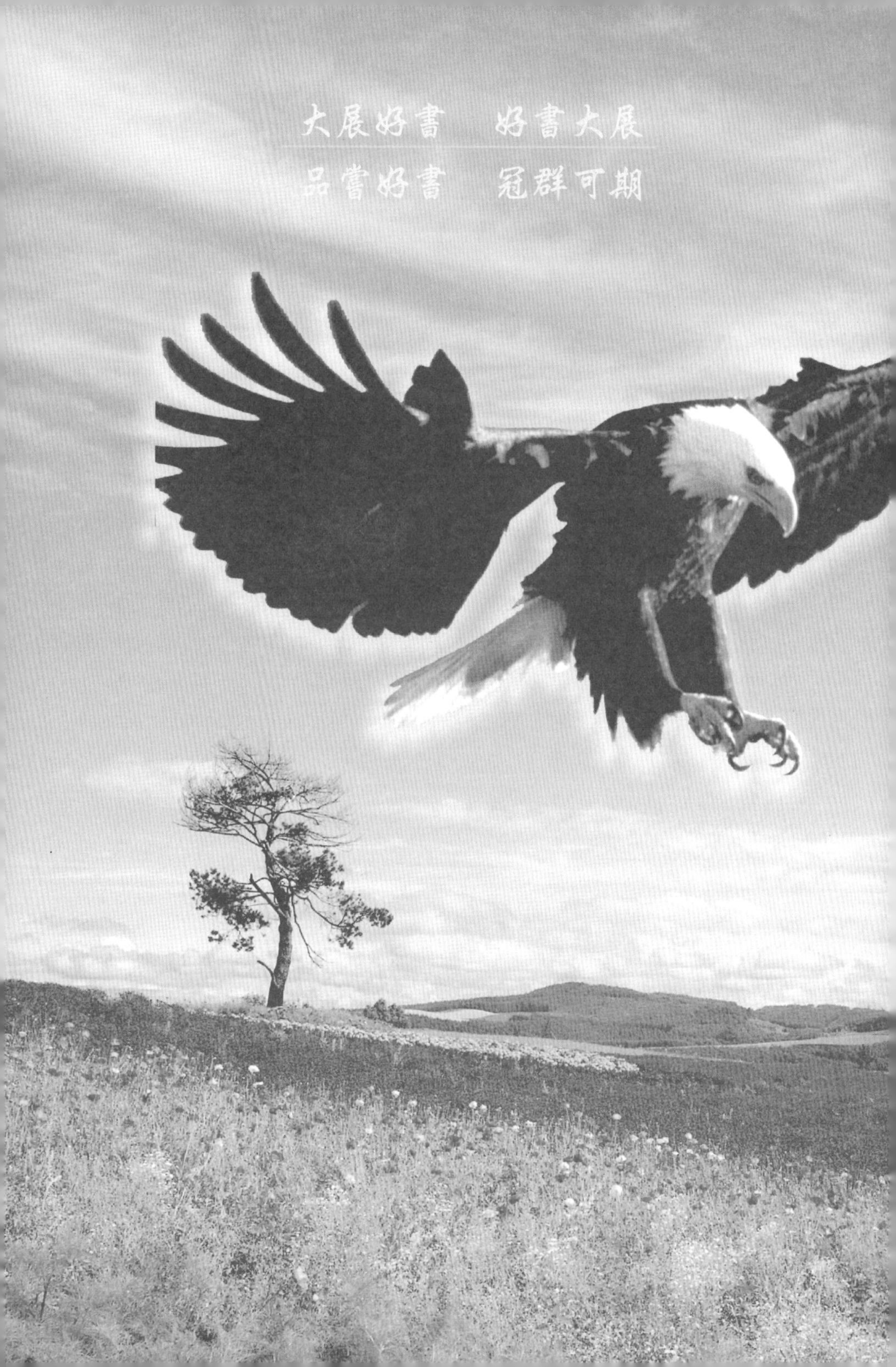
大展好書　好書大展
品嘗好書　冠群可期